Research on Child Care

તપોવન પ્રકલ્પ – એક સર્વેક્ષણ

પ્રકરણ–૧ સમસ્યાકથન અને શબ્દોની વ્યાખ્યા

પ્રકરણ–૨ પૂર્વે થયેલા સંશોધનની સમીક્ષા

પ્રકરણ–૩ સંશોધનની આધારશિલા અને યોજના

પ્રકરણ–૪ માહિતીનું પૃથક્કરણ અને અર્થઘટન

પ્રકરણ – ૫ સંશોધનનો સારાંશ, તારણો, સૂચિતાર્થો અને ભાવિ સંશોધન માટેની ભલામણો

પ્રકરણ–૧

સમસ્યાકથન અને શબ્દોની વ્યાખ્યા

૧.૧ પ્રસ્તાવના

૧.૨ સમસ્યાકથન

૧.૩ શબ્દોની વ્યાખ્યા

૧.૪ સંશોધનના હેતુઓ

૧.૫ સંશોધનનું મહત્ત્વ

૧.૬ સંશોધનનું સીમાંકન

૧.૭ ઉપસંહાર

3

પ્રકરણ–૧

સમસ્યાકથન અને શબ્દોની વ્યાખ્યા

૧.૧ પ્રસ્તાવના

શાંત, રમ્ય, કુદરતી વાતાવરણ જયાં ઋષિમુનિઓ પોતાની સાધના કરી શકે તેમજ પોતાના શિષ્યોને વેદાભ્યાસ કરાવી શકે તેવું સ્થળ એટલે તપોવન. આપણા સૌના મનમાં તપોવનનો આવો ખ્યાલ હોય છે. ચિલ્ડ્રન્સ યુનિવર્સિટી દ્વારા ૨/૧૦/૨૦૧૦ના રોજ પ્રારંભ કરાયેલ તપોવન પ્રકલ્પમાં તપોવનની સંકલ્પના ભિન્ન છે. અહીં તપોવન એટલે એવું સંકુલ કે જયાં માતા અને ગર્ભસ્થ શિશુના સર્વાંગી વિકાસ માટે સુવિધાઓ ઉપલબ્ધ હોય, તેમના તન, મન, હૃદય અને આત્માના વિકાસ માટે સુંદર તકો ઉપલબ્ધ હોય.

પરમાર (૨૦૧૦) 'બાલવંદના' માં માતાજીના વિચાર રજૂ કરતા નોંધે છે કે, "બાળકના ગર્ભાધાન સમયની માતા–પિતાની ચિત્તની સ્થિતિ કેવી છે તે અત્યંત મહત્વની વાત છે. જો એ વખતે તેઓ અત્યંત નિમ્ન અને અભદ્ર વિચારોથી ઘેરાયેલા હશે તો બાળક એનો પડઘો પાડયા વગર નહિ રહે."

"માણસજાતનું ભાવિ નાના બાળકના પગ વડે આગેકૂચ કરે છે."

– ફિલિપ્સ બ્રુક્સ

માતાના શારીરિક, માનસિક, સાંવેગિક અને આધ્યાત્મિક સ્વાસ્થ્યની ઊંડી અસર બાળકના સ્વાસ્થ્ય પર થતી હોય છે. સમાજને તંદુરસ્ત, ક્ષમતાવાન, તેજસ્વી માનવ મળે તે માટે માતાની કાળજી સગર્ભાસ્થાથી જ લેવી જોઈએ. માતાનું શારીરિક સ્વાસ્થ્ય જળવાય તે સાથે માનસિક, સાંવેગિક અને આધ્યાત્મિક સ્વાસ્થ્ય પણ સારુ રહે તે માટે વિશેષ પ્રયાસ હાથ ધરવા જોઈએ તેવા દૃષ્ટિકોણ સાથે ચિલ્ડ્રન્સ યુનિવર્સિટી દ્વારા તપોવન પ્રકલ્પનો પ્રારંભ કરાયો છે. તપોવનમાં સગર્ભા બહેનોને શાંતિપૂર્ણ, પવિત્ર વાતાવરણમાં ગર્ભસ્થ શિશુના સવાર્ગી વિકાસ માટે આવશ્યક સુવિધા તેમજ વિવિધ પ્રવૃત્તિઓ થાય તેવી વ્યવસ્થા કરવામાં આવી છે.

ચિલ્ડ્રન્સ યુનિવર્સિટી દ્વારા તપોવન પ્રકલ્પ પ્રારંભિક તબક્કે છ કેન્દ્રોમાં શરૂ કરવામાં આવ્યો છે. જેમાંના પાંચ કેન્દ્રો આણંદ જિલ્લામાં અને એક કેન્દ્ર ગાંધીનગરમાં છે. આણંદ જિલ્લામાં એક કેન્દ્ર ગાંધીનગરમાં છે. આણંદ જિલ્લામાં કેન્દ્રો –

૧. બોરસદ તાલુકામાં પ્રાથમિક આરોગ્ય કેન્દ્ર (PHC), દાવોલ

૨. આણંદ તાલુકામાં કોમ્યુનિટી હેલ્થ સેન્ટર (CHC), સારસા

૩. ઉમરેઠ તાલુકામાં સાર્વજનિક દવાખાનું, થામના

૪. ત્રિભુવનદાસ ફાઉન્ડેશન, આણંદ

૫. ત્રિભુવનદાસ ફાઉન્ડેશન, તારાપુર

ગાંધીનગરમાં તપોવનકેન્દ્ર પ્રાથમિક આરોગ્ય કેન્દ્ર રૂપાલ ખાતે શરૂ કરાયું છે.

તપોવન પ્રકલ્પ નિશ્રિત હેતુઓને ધ્યાનમાં રાખીને હાથ ધરાવામાં આવ્યો છે જે નીચે મુજબ છે.

તપોવન પ્રકલ્પના મુખ્ય હેતુઓ :

નીચેના હેતુઓને ધ્યાનમાં રાખીને 'તપોવન'ની સ્થાપના કરવામાં આવી છે.

૧. સગર્ભા બહેનો માટે અને બાળકના સર્વાંગી વિકાસ માટે માર્ગદર્શન આપવા વિશિષ્ટ વિભાગની રચના કરવી.

૨. તપોવન કેન્દ્રો દ્વારા સગર્ભા બહેનોને આદર્શ વાતાવરણ અને આવશ્યક સુવિધાઓ પૂરી પાડવી.

૩. હેલ્થકેર વર્કર માટે વિશિષ્ટ તાલીમની વ્યવસ્થા કરવી. જેમાં શારીરિક, માનસિક, સાંવેગિક અને આધ્યાત્મિક સ્વાસ્થ્ય સમાવિષ્ટ હોય.

૪. સગર્ભા બહેનો માટે સલાહ–માર્ગદર્શન, વાંચનસાહિત્ય અને વાંચનખંડ, સ્વસંવાદ માટે શાંતિખંડ, યોગાસનની તાલીમ દૃશ્ય–શ્રાવ્ય સાધનો અને તે માટે સંગીત, કાર્યક્રમની સી.ડી. વગેરે સુવિધાઓ પૂરી પાડવી.

૧.૨ સમસ્યાકથન

પ્રસ્તુત સંશોધનનું શીર્ષક નીચે મુજબ છે.

'તપોવન પ્રકલ્પ : એક સર્વેક્ષણ'

૧.૩ શબ્દોની વ્યાખ્યા

પ્રત્યેક સંશોધન કાર્યમાં સંશોધકે ઉપયોગમાં લીધેલા શબ્દોની સ્પષ્ટતા અનિવાર્ય હોય છે. તેનું સ્પષ્ટીકરણ વાંચકોના ખ્યાલને વધુ સ્પષ્ટ કરે છે તેમજ અહેવાલને અર્થપૂર્ણ બનાવે છે. અહીં અગત્યનાં શબ્દોની પરિભાષા રજૂ કરવામાં આવી છે.

તપોવન :

શાંત, રમ્ય, આવશ્યક સુવિધાયુક્ત કુદરતી વાતાવરણ જયાં મનુષ્ય પોતાનું તપ કરી શકે અને અન્યોને સાધના પ્રતિ પ્રેરિત કરી શકે તેવું સ્થળ એટલે તપોવન.

પ્રસ્તુત સંશોધનમાં તપોવન એટલે એવું સંકુલ કે જયાં માતા અને ગર્ભસ્થ શિશુના સર્વાંગી વિકાસ માટે સુવિધાઓ ઉપલબ્ધ હોય, તેમના તન, મન, હૃદય અને આત્માના વિકાસ માટે સુંદર તકો ઉપલબ્ધ હોય.

તપોવન એ ચિલ્ડ્રન્સ યુનિવર્સિટી દ્વારા તારીખ ૨/૧૦/૨૦૧૦ના રોજ પ્રારંભ કરાયેલો પ્રકલ્પ છે. રાષ્ટ્રને ઉત્તમ નાગરિકો પ્રાપ્ત થાય તે માટે સગર્ભાવસ્થાથી જ માતા અને ગર્ભસ્થ શિશુના શારીરિક, માનસિક, સાંવેગિક અને આધ્યાત્મિક સ્વાસ્થ્યની કાળજી તપોવનમાં રાખવામાં આવે છે.

પ્રસ્તુત સંશોધનમાં તપોવન પ્રકલ્પની લાભાર્થીની સંખ્યા, તપોવનમાં કરાવવામાં આવતી પ્રવૃત્તિઓ, પ્રવૃત્તિઓની ફલશ્રુતિ, કાઉન્સેલિંગના વિષયો વગેરે સંદર્ભે સર્વેક્ષણ કરવામાં આવશે.

૧.૪ સંશોધનના હેતુઓ

પ્રસ્તુત સંશોધનનાં હેતુઓ નીચે મુજબ નિર્ધારિત કરવામાં આવ્યા છે.

૧. તપોવન પ્રકલ્પ સંદર્ભે નીચે મુજબની માહિતી પ્રાપ્ત કરવી.

- તપોવનના કેન્દ્રોમાં લાભ લેતા લાભાર્થી
- તપોવનના કેન્દ્રોમાં થતી પ્રવૃત્તિઓ
૨. તપોવનના કાઉન્સેલર પાસેથી નીચેના મુદ્દાઓ અંગે માહિતી મેળવવી.
- તપોવનમાં થતી પ્રવૃત્તિઓ અને તેની ફલશ્રુતિ
- કાઉન્સેલિંગના વિષયો
- નડતી સમસ્યા અને ઉકેલ
૩. તપોવન પ્રકલ્પ સાથે સંકળાયેલા ડોકટર પાસેથી નીચેના મુદ્દાઓ અંગે માહિતી મેળવવી.
- તપોવન પ્રકલ્પમાં જોડાવાના કારણો
- તપોવન પ્રકલ્પનો મુખ્ય હેતુ
- તપોવન પ્રકલ્પમાં હેતુ સિદ્ધ કરવા થતી પ્રવૃત્તિઓ
- તપોવનની ફલશ્રુતિ
- તપોવન પ્રકલ્પમાં કાઉન્સેલર માટે ટ્રેનિંગ
- તપોવનમાં રહેલી ઉણપો અને સૂચનો
૪. તપોવનની લાભાર્થી બહેનો પાસેથી નીચેના મુદ્દાઓ અંગે માહિતી પ્રાપ્ત કરવી.
- તપોવન અંગે મંતવ્યો
- તપોવનમાં થતી પ્રવૃત્તિઓ
- તપોવનની ફલશ્રુતિ
- શ્રેષ્ઠ તપોવન માટે સૂચનો
૫. વિલેજ વર્કર, આંગણવાડી બહેનો અને આશાવર્કર પાસેથી નીચેના મુદ્દાઓ પર માહિતી મેળવવી.
- તપોવનની ઉપયોગિતા
- તપોવન અંગે ગામના લોકોના મંતવ્યો
૬. તપોવનની લાભાર્થી બહેનોના અનુભવકથનનો અભ્યાસ કરવો.

૭. તપોવન કેન્દ્રની પ્રત્યક્ષ મુલાકાત લઈ અવલોકન કરવું.

૮. તપોવન પ્રકલ્પના મુખ્ય માર્ગદર્શક પાસેથી આદર્શ તપોવન અંગેની માહિતી મેળવવી.

૧.૫ સંશોધનનું મહત્ત્વ

પ્રસ્તુત સંશોધન ચિલ્ડ્રન યુનિવર્સિટીના તપોવન પ્રકલ્પની પ્રવર્તમાન સ્થિતિ તેમજ તેની ફલશ્રુતિ જાણવા હાથ ધરવામાં આવ્યું છે. તેનું મહત્ત્વ નીચે પ્રમાણે છે.

- તપોવનમાં થતી પ્રવૃત્તિઓની ઉપયોગિતા જાણી શકાશે.
- તપોવનના કાઉન્સેલર માટેની તાલીમ અંગે દિશાસૂચન કરી શકાશે.
- તપોવન અંગે અન્ય લોકોને જાગૃત કરવામાં સંશોધન ઉપયોગી બનશે.
- તપોવનના આયોજકોને ખૂટતી કડી પૂરવામાં ઉપયોગી બનશે.
- ચિલ્ડ્રન્સ યુનિવર્સિટીના અધિકારીઓને તપોવનનું સ્તર વધુ ઊંચુ લાવવા માટે ઉપયોગી નીવડશે.

૧.૬ સંશોધનનું સીમાંકન

સામાન્ય રીતે સંશોધકે સ્થળ, સમય અને નાણાંકીય મર્યાદાઓના સંદર્ભમાં કેટલાંક સીમાંકનો કરવા પડે છે. જે નીચે મુજબ છે.

- પ્રસ્તુત સંશોધનમાં ચિલ્ડ્રન્સ યુનિવર્સિટી દ્વારા પ્રારંભ કરાયેલ તપોવન પ્રકલ્પની ડિસેમ્બર–૨૦૧૦થી માર્ચ–૨૦૧૨ દરમ્યાન થયેલી પ્રવૃત્તિઓનો સમાવેશ કરાયો છે.
- તપોવન પ્રકલ્પ સાથે જોડાયેલા ૫ ડોકટરો, ૧ માર્ગદર્શક, ૯ કાઉન્સેલરો પાસેથી સાક્ષ્યપત્રક દ્વારા માહિતી મેળવવામાં આવી છે.
- તપોવન પ્રકલ્પની લાભાર્થી બહેનોની પસંદગી સ્નોબોલ નમૂના પસંદગી દ્વારા કરવામાં આવી છે અને તેમની મુલાકાત દ્વારા માહિતી મેળવવામાં આવી છે.
- આંગણવાડી બહેનો, આશાવર્કર અને વિલેજવર્કરની પસંદગી સહેતુક રીતે કરવામાં આવી છે.

— સંશોધન ઉપકરણ તરીકે સાક્ષ્યપત્રક, અનુભવકથન અને અવલોકનનો ઉપયોગ કરવામાં આવ્યો છે.

૧.૭ ઉપસંહાર

પ્રસ્તુત પ્રકરણમાં સંશોધકે પ્રસ્તાવના જેમાં સંશોધન કરવાના વિષયનો અંગુલિનિર્દેશ કરી સમસ્યાકથન અને શબ્દોની વ્યાખ્યા આપી. સંશોધનના હેતુઓ, સંશોધનનું મહત્ત્વ, સંશોધનનું સીમાંકન અને આગામી પ્રકરણના આયોજનની વિશદ્ ચર્ચા હાથ ધરી છે.

હવે પછીનું પ્રકરણ ''પૂર્વે થયેલા સંશોધનની સમીક્ષા'' છે.

પ્રકરણ–૨

પૂર્વે થયેલા સંશોધનની સમીક્ષા

૨.૧ પ્રસ્તાવના

૨.૨ પૂર્વે થયેલા સંશોધનો

૨.૩ પૂર્વે થયેલા સંશોધનની સમીક્ષા અને પ્રસ્તુત સંશોધનની વિશિષ્ટતા

૨.૪ ઉપસંહાર

પ્રકરણ–૨

પૂર્વે થયેલા સંશોધનની સમીક્ષા

૨.૧ પ્રસ્તાવના

આપણે જાણીએ છીએ કે માતાના વિચાર અને વર્તનનો પ્રભાવ ગર્ભસ્થ શિશુ પર પડતો હોય છે. આથી માતા સ્વસ્થ હોય, તેનું મન પ્રફુલ્લિત હોય, તેના વિચારો ઉન્નત હોય તે અંગે કાળજી લેવાતી હોય છે. માતાનું શારીરિક સ્વાસ્થ્ય તો સારું રહેવું જ જોઈએ પરંતુ તેનું માનસિક અને સાંવેગિક સ્વાસ્થ્ય પણ સારું હોવું જરૂરી છે. પ્રજ્ઞાવાન, તેજસ્વી સંતાન પ્રાપ્ત કરવા માતાની સગર્ભાવસ્થા દરમ્યાનની કાળજી વિશેષ અગત્યની હોય છે. આ કાળજીના ભાગરૂપે જ ગર્ભસ્થ શિશુના સંસ્કારનો પ્રયાસ કરવામાં આવે છે. તેના સર્વાંગી વિકાસ માટેના પ્રથમ પગથિયા રૂપ સગર્ભાવસ્થા દરમ્યાનની માતાની મનોશારીરિક સ્થિતિ છે. અહીં ગર્ભસ્થ શિશુના વિકાસ પર અસર કરતા વિષય સંદર્ભે થયેલા સંશોધનોની સમીક્ષા કરવામાં આવી છે.

૨.૨ પૂર્વે થયેલા સંશોધનો

પૅકશન અને અન્ય એ વાલીનું વર્તન અને બાળકનું સ્વાસ્થ્ય અંગે સંશોધન હાથ ધર્યું હતું. જેમાં માતાપિતાનું વર્તન અને સામાજિક–આર્થિક દરજ્જાની બાળકના સ્વાસ્થ્ય પર થતી અસર તપાસવામાં આવી. સર્વેક્ષણ પ્રકાર આ સંશોધનમાં નેશનલ હેલ્થ ઈન્ટરવ્યુ સર્વે અંતર્ગત મળેલી માહિતીનો ઉપયોગ કરવામાં આવ્યો હતો. સગર્ભાવસ્થા અને બાળપણમાં વાલીનું વર્તન બાળકના સ્વાસ્થ્ય પર અસર કરતું જોવા મળ્યું. માતાનો માનસિક તણાવ ગર્ભસ્થ શિશુના જન્મબાદના સ્વાસ્થ્ય પર અસરકર્તા જણાયો. વળી, વાલીની આર્થિક સ્થિતિ તેમજ સામાજિક–આર્થિક દરજ્જાની પણ બાળકના સ્વાસ્થ્ય પર અસર થતી હતી. તેમની વચ્ચે ઊંચો સહસંબંધ જોવા મળ્યો.

ફિલિપ્સ (૨૦૦૦)એ નવજાત બાળકની કાળજી સંદર્ભે સંશોધન કર્યું. જેનો મુખ્ય હેતુ બાળકના વિકાસ પર નવજાત બાળકની કાળજીની અસર તપાસવાનો હતો. બાળકના જન્મ

પછી તરત જ લેવાતી વિશેષ કાળજી તેના સમગ્ર વિકાસ પર અસરકારક જોવા મળી. બાળકના ભાવિ નિર્ધારણમાં તેની બુદ્ધિ અને સાંવેગિક વિકાસમાં નવજાત બાળકની કાળજી આધારરૂપ જણાય. બાળકના સ્વસ્થ વિકાસ માટે પોષક આહારની સાથે વાલીનો નવજાત બાળક સાથેનો સુમેળભર્યો ગાઢ સંબંધ અનિવાર્ય જણાયો.

પાર્થા (૨૦૦૪)એ સગર્ભાવસ્થાની કાળજીની અસર અંગે યુનિવર્સિટી ઓફ ન્યુ હેમ્પસિરમાં સંશોધન કર્યું હતું. જેનો મુખ્ય હેતુ બાળકના આરોગ્ય પર સગર્ભાવસ્થાની કાળજીની અસર તપાસવાનો હતો. નમૂનો પસંદગી માટે સ્તરીકૃત યાદચ્છિક નમૂના પસંદગીની રીતનો ઉપયોગ કરાયો હતો. પરિણામરૂપે જણાયું કે જયારે ગર્ભાવસ્થા સામાન્ય અને જટિલ એમ બંને પ્રકારની હોય ત્યારે પરિણામ ભિન્ન મળે છે. સામાન્ય ગર્ભાવસ્થામાં કાળજી અસરકારક નીવડે છે. જયારે જટિલ ગર્ભાવસ્થામાં એટલી અસરકારક રહેતી નથી. ગર્ભમાં સામાન્ય પ્રમાણમાં રહેલી જટિલતા પણ સગર્ભાવસ્થા દરમ્યાનની કાળજીની અસરકારકતા ઘટાડે છે. ગર્ભ સામાન્ય હોય ત્યારે કાળજી લેવાથી વજનમાં વધારો જોવા મળે છે. પણ જટિલ હોય ત્યારે કાળજી ખાસ મદદરૂપ બનતી નથી.

ટેડર (૨૦૦૮)એ બાળકની ભાષા સમજવામાં HUG પ્રોગ્રામની અસરકારકતા તપાસવા સંશોધન હાથ ધર્યુ હતું. આ કાર્યક્રમમાં બાળકનું હલનચલન, તેની આંખો અને મોઢાના હાવભાવ તેની ઉંમર અનુસાર આવશ્યકતા જેવા મુદ્દા પર સમજણ આપવામાં આવી હતી. આ કાર્યક્રમ બાળક સાથે અશાબ્દિક પ્રત્યાયન કરવામાં ઉપયોગી જણાયો. વાલી બાળકની ભાષાને સમજી શકતા હતા. તેમજ તેથી તેમનો આત્મવિશ્વાસ વધ્યો હતો. બાળક અને વાલીનું જોડાણ વધુ ગાઢ બન્યું હતું.

આલિસન (૨૦૧૦) એ સાઉથ આફ્રિકા અને અમેરિકામાં સગર્ભાવસ્થા દરમ્યાન વાતાવરણની અસર અંગે તુલનાત્મક અભ્યાસ કાર્નેગી મેલોન યુનિવર્સિટીમાં હાથ ધર્યો હતો. આ સંશોધનમાં સાઉથ આફ્રિકાના ગામડા અને અમેરિકાના શહેરમાંથી ૧૪ સ્ત્રીઓને પસંદ કરવામાં આવી હતી અને તેમનું ઈન્ટરવ્યુ લેવામાં આવ્યું હતું. સાઉથ આફ્રિકામાં સગર્ભા સ્ત્રીઓ માટે પરિવાર મોટો આધાર હોય છે. તેમાં વધુ સભ્યો હોવાથી તે જ સામાજિક

આધારરૂપ પણ બનતો હોય છે. ત્યાં એઈડ્સગ્રસ્તનું પ્રમાણ વધુ હોવાથી સગર્ભાવસ્થા દરમ્યાન તબીબી સારવાર પર વધુ ભાર મૂકવામાં આવે છે. કોમ્યુનિટી હેલ્થ વર્કર સગર્ભા સ્ત્રીઓને વધુ મદદરૂપ બનતી હોય છે. અમેરિકામાં સગર્ભાવસ્થાની કાળજી અંગે ટેકનોલોજીનો ઉપયોગ વધુ થાય છે. ત્યાં વિભિન્ન વિષયો પર નિષ્ણાંતના વર્ગો અને કાર્યશિબિરો યોજાતી રહે છે, જે સગર્ભા સ્ત્રીઓ માટે આધારરૂપ હોય છે. પરિવારના સભ્યો ઓછા હોય પરંતુ શિક્ષણનું સ્તર સારુ હોવાથી સગર્ભા સ્ત્રી જરૂરી માહિતી મેળવી લે છે. અમેરિકા અને સાઉથ આફ્રિકામાં વાતાવરણ જુદુ છે તેથી સગર્ભા સ્ત્રીઓની કાળજી લેવાની રીતમાં અને પારિવારીક વાતાવરણમાં ભિન્નતા જોવા મળે છે. જેવા તારણો સંશોધનને અંતે પ્રાપ્ત થયા હતા.

નૂતન અને અન્ય (૨૦૧૨)એ પાંચ વર્ષના બાળકના સ્વાસ્થ્ય પર સગર્ભાવસ્થા દરમ્યાનની કાળજીની અસર અંગે રાઈડર યુનિવર્સિટીમાં સંશોધન હાથ ધર્યુ હતું. જેમાં અમેરિકામાં થયેલા નેશનલ અર્બર બર્થ કોહાર્ટ સ્ટડીની માહિતીનો ઉપયોગ કરવામાં આવ્યો હતો. સર્વેક્ષણ પ્રકારના આ સંશોધનને અંતે જણાયું કે બાળક પાંચ વર્ષનું થાય ત્યારે પણ સગર્ભાવસ્થા દરમ્યાન લેવાયેલી કાળજીની અસર થાય છે. જેમાં બાળકનું સ્વાસ્થ્ય, અસ્થમાનું નિદાન, બાળકનું વજન અને ઊંચાઈ પર તેની અસર થાય છે. સામાન્યતઃ આરોગ્યની કાળજી ઉપયોગી બને છે. પરંતુ સગર્ભાવસ્થા દરમ્યાનની કાળજી વિશેષ પરિણામો આપે છે, બાળકને વધુ સ્વસ્થ બનાવે છે.

૨.૩ પૂર્વે થયેલાં સંશોધનની સમીક્ષા અને પ્રસ્તુત સંશોધનની વિશિષ્ટતા

પૂર્વે થયેલાં સશંધનોનો અભ્યાસ કરતા જણાય છે કે પેકશન દ્વારા બાળકના સ્વાસ્થ્ય પર માતા–પિતાનું વર્તન તેમજ આર્થિક સ્થિતિ અંગેની તપાસ કરવામાં આવી હતી. જેમાં તેમની વચ્ચે ઊંચો સહસંબંધ જોવા મળ્યો હતો. ફિલિપ્સ (૨૦૦૦) અને પાર્થા (૨૦૦૪) તેમજ નૂતન (૨૦૧૨) એ નવજાત બાળક અને સગર્ભાવસ્થા દરમ્યાનની કાળજી અંગે

સંશોધનો હાથ ધર્યા હતા અને સગર્ભાવસ્થા દરમ્યાનની કાળજી અનિવાર્ય છે એવું તારણ સ્પષ્ટરૂપે પ્રાપ્ત થયું.

પ્રસ્તુત સંશોધનમાં ચિલ્ડ્રન યુનિવર્સિટી દ્વારા પ્રારંભ કરાયેલ તપોવન પ્રકલ્પનો અભ્યાસ કરવામાં આવશે. જેમાં લાભાર્થી બહેનોની સંખ્યા, તપોવનમાં કરાવવામાં આવતી પ્રવૃત્તિ, તેની અસર સંદર્ભે અભ્યાસ કરવામાં આવશે. માહિતી એકત્ર કરવા માટે માર્ગદર્શકશ્રી, ડોકટર, કાઉન્સેલર, લાભાર્થીબહેનો, આંગણવાડી બહેનો, વિલેજવર્કર, આશાવર્કર પાસેથી સાક્ષ્યપત્રક દ્વારા માહિતી મેળવવામાં આવશે.

૨.૪ ઉપસંહાર

પ્રસ્તુત પ્રકરણમાં પૂર્વે થયેલાં સંશોધનોનો અભ્યાસ કર્યો. હવે પછીના પ્રકરણ–૩માં સંશોધનની પદ્ધતિ, નમૂના પસંદગી, ઉપકરણ અંગે ચર્ચા કરવામાં આવશે.

પ્રકરણ–૩

સંશોધનની આધારશિલા અને યોજના

૩.૧ પ્રસ્તાવના

૩.૨ સમસ્યાનો ઉદ્‌ગમ

૩.૩ સંશોધનની પદ્ધતિ

૩.૪ વ્યાપવિશ્વ અને નમૂના પસંદગી

૩.૫ ઉપકરણની સંરચના

૩.૬ માહિતી એકત્રીકરણની રીત

૩.૭ માહિતી પૃથક્કરણની રીત

૩.૮ ઉપસંહાર

પ્રકરણ–૩

સંશોધનની આધારશિલા અને યોજના

૩.૧ પ્રસ્તાવના

પ્રકરણ–૨માં સંશોધન સાથે સંબંધિત પૂર્વે થયેલાં સંશોધનોની માહિતી વિગતે નોંધી અને તેની સમીક્ષા હાથ ધરવામાં આવી હતી. તદ્ઉપરાંત પ્રસ્તુત સંશોધન પૂર્વે થયેલા સંશોધનોથી કઈ રીતે અલગ પડે એ સંદર્ભમાં ચર્ચા હાથ ધરી પ્રસ્તુત સંશોધનની વિશિષ્ટતાઓનો નિર્દેશ કરવામાં આવ્યો હતો. પ્રસ્તુત પ્રકરણમાં સંશોધકે સંશોધનની આધારશિલા અને સંશોધન યોજના અંગે વિસ્તૃત ચર્ચાનો ઉપક્રમ રાખ્યો છે.

આયોજનનું મહત્ત્વ જણાવતા શાસ્ત્રી(૧૯૭૮) શાળા પ્રસાશન અને સંગઠનમાં જણાવે છે કે, "સામાન્ય રીતે દરેક પ્રકારના સંચાલકીય પ્રયત્નોમાં આયોજનનું મહત્ત્વ સ્વીકારાયું છે તથા આયોજન વિના પ્રવૃત્તિ મહ્દઅંશે અર્થહિન બિનઅસરકારક હશે. આયોજન દ્વારા જ હેતુઓ સિદ્ધ કરી શકાય છે અને સંકલિત સાધનનો વિકાસ હેતુઓની સિદ્ધિ કરી શકાય છે અને સંકલિત સાધનનો વિકાસ હેતુઓની સિદ્ધિ માટે કરવામાં આવે છે. આયોજન એ વહીવટી પ્રક્રિયાનો જરૂરી ઘટક છે. આમ, અભ્યાસને અસરકારક તથા અર્થપૂર્ણ બનાવવો હોય તો આયોજન આવશ્યક બને છે."

સંશોધન યોજના અંગર્તત અહીં સમસ્યાનો ઉદ્ગમ, અભ્યાસની પદ્ધતિ, વ્યાપવિશ્વ અને નમૂનામી પસંદગી, ઉપકરણની રચના, માહિતી એકત્રીકરણની રીત, માહિતી પૃથક્કરણ અને વિશ્લેષણ પદ્ધતિનો ખ્યાલ આપવાનો ઉપક્રમ રાખ્યો છે. જે સમગ્ર સંશોધન પ્રક્રિયાને સમજવા માટે માર્ગદર્શક બનશે એવું સંશોધક નમ્રપણે માને છે.

૩.૨ સમસ્યાનો ઉદ્ગમ

સંશોધકનું હેતુપૂર્ણ નિરીક્ષણ અને તેનો અનુભવ સંશોધનની સમસ્યા જન્માવે છે. સમસ્યા ઉદ્ભવવી એ અનુભૂતિનો વિષય છે.

ચિલ્ડ્રન્સ યુનિવર્સિટી દ્વારા ૨/૧૦/૧૦ના રોજ તપોવન પ્રકલ્પનો પ્રારંભ કરવામાં આવ્યો અને ગુજરાતમાં ૯ કેન્દ્રો પ્રારંભિક તબક્કે શરૂ કરવામાં આવ્યા. દોઢ વર્ષને અંતે પ્રકલ્પની ફલશ્રુતિ ચકાસવાના ભાગરૂપે પ્રસ્તુત સંશોધનનું કાર્ય સંશોધકને સોપવામાં આવ્યુ અને સંશોધન વિષયનો ઉદ્દ્ભવ થયો.

૩.૩ સંશોધનની પદ્ધતિ

પ્રત્યેક સંશોધનને નિશ્ચિત ઉદેશો હોય છે. આ ઉદેશ્યોની પૂર્તિ માટે સંશોધક દ્વારા ચોક્કસ વૈજ્ઞાનિક પદ્ધતિઓ અપનાવી આવશ્યક માહિતીઓ પ્રાપ્ત કરી તથા સુયોગ્ય વિશ્લેષણ કરી યર્થાથ નિષ્કર્ષ સુધી પહોંચવું એ આવશ્યક બાબત છે.

શૈક્ષણિક સંશોધનમાં જુદી જુદી પ્રચલિત પદ્ધતિઓ ઉપયોગમાં લેવામાં આવે છે જેમકે

૧. ઐતિહાસિક પદ્ધતિ

૨. સંબંધાત્મક પદ્ધતિ

૩. પ્રાયોગિક પદ્ધતિ

૪. સર્વેક્ષણ પદ્ધતિ

સંશોધનમાં પ્રમાણાત્મક અભ્યાસ માટે સર્વેક્ષણ પદ્ધતિનો બહોળો ઉપયોગ થાય છે. તેને સમર્થન આપતાં જી.જે.મૌલી(૧૯૬૪) The Science of Educational Research માં જણાવે છે કે The Primary goal of Survey is the investigation of the present status of phenomena.

આમ, સર્વેક્ષણ પદ્ધતિ થકી વર્તમાન પરિસ્થિતિને સ્પર્શતા પુરાવા એકત્ર કરી શકાય છે. સર્વેક્ષણ પદ્ધતિ અંગે ભટ્ટી અને પંડયા (૧૯૭૧) સામાજિક સંશોધન પદ્ધતિઓમાં નોંધ્યું છે કે, "સર્વેક્ષણ એટલે એક સમૂદાયના સંપુર્ણ જીવન અથવા કોઈ એક પાસા સંબંધિત વ્યવસ્થિત રીતે જરૂરી તથ્યોનું સંકલન અને વિશ્લેષણ કરવાની પદ્ધતિ માટે વપરાતો પારિભાષિક શબ્દ પ્રયોગ."

પ્રસ્તુત સંશોધનમાં તપોવન પ્રકલ્પ અંગે ડોકટરો, કાઉન્સેલરો, લાભાર્થી બહેનો અભિપ્રાયો મેળવવાના હોવાથી સંશોધનમાં સર્વેક્ષણ પદ્ધતિનો વિનિયોગ કરેલ છે.

૩.૪ વ્યાપવિશ્વ અને નમૂના પસંદગી

કોઈપણ સમસ્યાનો અભ્યાસ ચોકસાઈ પૂર્વક કરવો હોય તો વ્યાપવિશ્વને ઉચિત રીતે વ્યાખ્યાયિત કરવું અનિવાર્ય બની જાય છે. પેજ અને થોમસ (૧૯૭૮) International Dictionary of Education માં જણાવે છે કે "Population Means total number of people in definable group. It is the arrogate of the items or individual or possible observation from which sample is taken"

હર્ભાઈ જોષી અને કૃષ્ણકાંત દેસાઈ (૧૯૮૯) સંશોધનની પ્રવિધિઓ અને પદ્ધતિઓમાં જણાવ્યા મુજબ "જેમાંથી પ્રયોગ માટેનો નમૂનો પસંદ કરવામાં આવ્યો હોય તે પાત્રો, વસ્તુઓ કે પ્રસંગોનો મૂળભૂત સમુદાય એટલે વ્યાપવિશ્વ"

જયારે સંશોધન માટેનું વ્યાપવિશ્વ મોટું હોય ત્યારે વ્યાપવિશ્વના બધા પાત્રો લઈ સંશોધન કરવું મુશ્કેલ બને છે. સમય, શકિત અને નાણાંની મર્યાદા હોવાથી સંશોધક બધા જ પાત્રો પર સંશોધન હાથ ધરી શકતો નથી. આથી, સંશોધક સમક્ષ નમૂના પસંદગીનો પ્રશ્ન ઉપસ્થિત થાય છે. ડો.દિપીકાબેન શાહ (૨૦૦૪) શૈક્ષણિક સંશોધનમાં નોંધ્યા પ્રમાણે કર્લિંગરના મત મુજબ "નમૂનો એટલે વ્યાપવિશ્વનો એવો ભાગ કે જે વ્યાપવિશ્વસનું પ્રતિનિધિત્વ કરતો હોય"

પ્રસ્તુત અભ્યાસમાં વ્યાપવિશ્વ તરીકે તપોવન પ્રકલ્પના છ સેન્ટરોનો સમાવેશ કરવામાં આવ્યો છે.

પ્રસ્તુત સંશોધનમાં નમૂના તરીકે ૧ મુખ્ય માર્ગદર્શન, ૫ ડોકટર અને ૬ કાઉન્સેલર સમાવિષ્ટ છે. સ્નોબોલ નમૂના પસંદગી દ્વારા ૧૦૦ લાભાર્થી બહેનોની પસંદગી કરેલ છે. તેમજ સહેતુક નમૂના પસંદગી દ્વારા ૧૫ આંગણવાડી બહેનો, ૨૫ વિલેજવર્કર, ૧૦ આશાવર્કરનો સમાવેશ નમૂનામાં કરવામાં આવ્યો છે.

૩.૫ ઉપકરણની સંરચના

સંશોધનમાં કોઈપણ માહિતી એકત્ર કરવા ચોક્કસ સાધનની જરૂર પડે છે. તે સાધન ઉપકરણ તરીકે ઓળખાય છે. આ અંગે ડી.એ.ઉચાટ(૨૦૦૦) સંશોધનની વિશિષ્ટ

પદ્ધતિઓમાં નોંધ છે કે, "સંશોધન દરમિયાન અભ્યાસના હેતુઓ અનુસાર આવશ્યક માહિતી મેળવવા માટેના સાધનને ઉપકરણ કહે છે."

સંશોધનની જરૂરિયાતને ધ્યાનમાં રાખીને સંશોધનમાં વિવિધ ઉપકરણો જેવા કે અભિપ્રાયાવલિ, પ્રશ્નાવલિ, ચેકલિસ્ટ, મુલાકાત, અવલોકન, મનોવૈજ્ઞાનિક કસોટીઓ ક્રમમાપદંડ, વલણ માપદંડ વગેરે પૈકી નીચેના ઉપકરણોનો પ્રસ્તુત સંશોધનમાં વિનિયોગ કરવામાં આવેલ છે.

૧. મુખ્ય માર્ગદર્શક માટે સાક્ષ્યપત્રક

૨. ડોકટર માટે સાક્ષ્યપત્રક

૩. કાઉન્સેલર માટે સાક્ષ્યપત્રક

૪. લાભાર્થી બહેનો માટે સાક્ષ્યપત્રક

૫. આંગણવાડી બહેનો, વિલેજ વર્કર અને આશાવર્કર માટે સાક્ષ્યપત્રક

૬. અવલોકન પત્રક

૩.૬ માહિતી એકત્રીકરણની રીત

સંશોધનમાં ઉપકરણની સંરચના જેટલી મહત્ત્વની બાબત છે. તેટલી જ અગત્યની બાબત માહિતી એકત્ર કરવાની છે. ચોકસાઈ પૂર્વક તૈયાર થયેલા ઉપકરણની માહિતી જો ચોકસાઈપૂર્વક ન મેળવવામાં આવે તો ઉપકરણ અને એકત્રિત માહિતી નિરર્થક નિવડે છે. સંશોધકે માહિતી એકત્ર કરવા માટેની પૂર્વઆયોજિત પ્રક્રિયા સંપૂર્ણપણે અનુસરી હતી.

પ્રસ્તુત સંશોધનમાં વિષયને લક્ષમાં લઈ સૌ પ્રથમ પ્રોજેકટ કોર્ડિનેટરનો સંપર્ક કરી તપોવન કેન્દ્રોની માહિતી મેળવી હતી. ડોકટરો, કાઉન્સેલરોનો ટેલિફોન દ્વારા સંપર્ક કરી મુલાકાત માટે અનુમતિ મેળવી હતી અને ત્યારબાદ તેમની રૂબરૂ મુલાકાત લીધી હતી. તપોવનકેન્દ્રો અને તેને સંલગ્ન ગાંમડાઓમાં જઈ લાભાર્થી બહેનોનો સંપર્ક કર્યો હતો અને માહિતી પ્રાપ્ત કરી હતી. આંગણવાડી બહેનો, આશાવર્કર, વિલેજવર્કરની મુલાકાત તપોવન કેન્દ્રોમાં લીધી હતી અને કેન્દ્રનું પ્રત્યક્ષ અવલોકન કર્યુ હતું.

૩.૭ માહિતી પૃથક્કરણની રીત

માહિતીના પૃથક્કરણ માટે વિવિધ અંકશાસ્ત્રીય પદ્ધતિઓ ઉપલબ્ધ છે. પ્રસ્તુત સંશોધનમાં સાક્ષ્યપત્રકનો ઉપયોગ કર્યો હતો. આથી પ્રસ્તુત સંશોધનમાં પ્રાપ્ત માહિતીનું પૃથક્કરણ ગુણાત્મક રીતે કરવામાં આવ્યું હતું. જયારે સંખ્યાત્મક માહિતીનું પૃથક્કરણ કરવા ટકાવારીનો ઉપયોગ કરવામાં આવ્યો હતો.

૩.૮ ઉપસંહાર

પ્રસ્તુત પ્રકરણમાં સંશોધક દ્વારા વિષયનો ઉદ્‌ગમ સંશોધન પદ્ધતિ, વ્યાપવિશ્વ અને નમૂના પસંદગી, ઉપકરણ, માહિતી એકત્રીકરણની રીત, માહિતી પૃથક્કરણની રીત અંગે વિસ્તૃત ચર્ચા કરવામાં આવી છે.

હવે પછીના ચોથા પ્રકરણમાં પ્રાપ્ત થયેલ માહિતીનું અંકશાસ્ત્રીય પૃથક્કરણ દર્શાવી તેમાંથી નીપજતા અર્થઘટનો અંગેની વિસ્તૃત ચર્ચા હાથ ધરવાનો ઉપક્રમ રાખવામાં આવ્યો છે.

પ્રકરણ–૪

માહિતીનું પૃથક્કરણ અને અર્થઘટન

૪.૧   પ્રસ્તાવના

૪.૨   તપોવનમાં લાભાર્થીની સંખ્યા

૪.૩   તપોવનમાં કાઉન્સેલિંગના લાભાર્થીની સંખ્યા

૪.૪   તપોવન લાભાર્થી બહેનોની પારિવારીક સ્થિતિ

૪.૫   તપોવનમાં થતી પ્રવૃત્તિની લાભાર્થી બહેનોની સંખ્યા

૪.૬   તપોવનમાં ખોરાક લેતી લાભાર્થી બહેનોની સંખ્યા

૪.૭   તપોવન માટે મેનું

૪.૮   ડોકટરોની મુલાકાતના આધારે મળેલ માહિતીનું પૃથક્કરણ

૪.૯   કાઉન્સેલરની મુલાકાત દરમ્યાન મળેલ માહિતીનું પૃથક્કરણ

૪.૧૦ લાભાર્થી બહેનોની મુલાકાતના આધારે મળેલ માહિતીનું પૃથક્કરણ

૪.૧૧ આંગણવાડી બહેનો, આશાવર્કર, વિલેજવર્કરની મુલાકાતને આધારે
      મળેલ માહિતીનું પૃથક્કરણ

૪.૧૨ લાભાર્થીના અનુભવ કથનને આધારે મળેલી માહિતી

૪.૧૩ વિશિષ્ટ અનુભવો

૪.૧૪ અવલોકનને આધારે મળેલ માહિતીનું પૃથક્કરણ

૪.૧૫ માર્ગદર્શકની મુલાકાતને આધારે મળેલ માહિતીનું પૃથક્કરણ

૪.૧૬ ઉપસંહાર

પ્રકરણ–૪

માહિતીનું પૃથક્કરણ અને અર્થઘટન

૪.૧ પ્રસ્તાવના

પ્રકરણ ૩માં સંશોધકે સંશોધનની આધારશીલા અને યોજના શીર્ષક હેઠળ સંશોધનના સારરૂપ બાબતોની વિગતવાર ચર્ચા હાથ ધરેલ છે. જેમાં સમસ્યાનો ઉદ્‌ભવ, વ્યાપવિશ્વ અને નમૂનાની પસંદગી, ઉપકરણની સંરચના, માહિતી એકત્રીકરણ અને માહિતી પૃથક્કરણની રીત અંગે વિગતવાર ચર્ચા હાથ ધરેલ છે.

સંશોધન અર્થે પ્રાપ્ત થયેલી કાચા સ્વરૂપની માહિતીનું સંશોધનના હેતુઓને લક્ષમાં લઈ માહિતીનું પૃથક્કરણ અને અર્થઘટન એ સંશોધનનું અતિ મહત્ત્વનું સોપાન છે. સંશોધનના હૃદય સમા પ્રસ્તુત સંશોધનનાં હેતુઓને ધ્યાનમાં રાખીને પ્રાપ્ત માહિતીનું પૃથક્કરણ અને અર્થઘટન રજૂ કરવામાં આવ્યું છે.

૪.૨ તપોવનમાં લાભાર્થીની સંખ્યા

ચિલ્ડ્રન્સ યુનિવર્સિટી દ્વારા દરેક તપોવનમાં એક કાઉન્સેલરની નિમણૂંક કરવામાં આવી છે. તેમજ ડોકટરો અને તજ્‌જ્ઞો દ્વારા તેમને સગર્ભાવસ્થા અને બાળવિકાસ તેમજ તેના પર અસર કરતા પરિબળો જેવા કે વાતાવરણ, મનની સ્થિતિ, ખોરાક, વિવિધ પ્રવૃત્તિઓ વિષય તાલીમ આપવામાં આવે છે. ડિસેમ્બર–૨૦૧૦થી માર્ચ ૨૦૧૨ સુધી તપોવન સેન્ટરનો લાભ લેનારા પ્રતિભાગીઓની સંખ્યા નીચે મુજબ છે.

સારણી–૪.૧

તપોવનમાં લાભાર્થીની સંખ્યા

ક્રમ	તપોવન સેન્ટરનું સ્થળ	ડિસેમ્બર ૨૦૧૦ થી માર્ચ ૨૦૧૨ સુધીમાં લાભાર્થીઓની સંખ્યા
૧	રૂપાલ	૨૩૪૪
૨	ટી.એફ.આણંદ	૩૨૧૪
૩	ટી.એફ.તારાપુર	૨૧૭૦
૪	સારસા	૨૨૦૧
૫	થામના	૧૨૯૬
૬	દાવોલ	૧૮૫૦

આમ, તપોવન પ્રકલ્પ અંતર્ગત ૧૩૦૦૦ થી વધુ બહેનોએ લાભ લીધો છે. કાઉન્સેલર બહેનો સગર્ભા બહેનોને તપોવન સેન્ટરમાં તેમજ તેમના ગામમાં જઈ સલાહ માર્ગદર્શન આપે છે તેમજ વિવિધ પ્રવૃત્તિઓ કરાવે છે.

૪.૩ તપોવનમાં કાઉન્સેલિંગના લાભાર્થીની સંખ્યા

કાઉન્સેલરબેન લાભાર્થીઓનું વ્યક્તિગત અને જુથમાં કાઉન્સેલિંગ કરે છે, જેની માહિતી આ મુજબ છે.

સારણી–૪.૨

તપોવનમાં કાઉન્સેલિંગના લાભાર્થીની સંખ્યા

ક્રમ	તપોવન સેન્ટર	વ્યક્તિગત કાઉન્સેલિંગ લાભાર્થી સંખ્યા	જૂથ કાઉન્સેલિંગ લાભાર્થી સંખ્યા
૧	રૂપાલ	૨૧૨૩ (૯૦.૫૭%)	૨૦૦૧ (૮૫.૩૭%)
૨	ટી.એફ.આણંદ	૨૯૪૧ (૯૧.૫૦%)	૧૮૯૦ (૫૮.૮૦%)
૩	ટી.એફ.તારાપુર	૧૫૫૩ (૭૧.૫૭%)	૨૦૭૪ (૯૫.૫૮%)
૪	સારસા	૧૭૦૦ (૭૭.૨૪%)	૬૦૪ (૨૯.૦૮%)
૫	થામના	૯૭૫ (૭૫.૨૩%)	૧૨૦૨ (૯૨.૭૫%)
૬	દાવોલ	૧૮૪૪ (૯૯.૬૮%)	૧૪૨૯ (૭૭.૨૪%)

આમ, તપોવન સેન્ટરમાં ૭૦% થી વધુ વ્યક્તિગત કાઉન્સેલિંગ કરવામાં આવે છે જયારે જૂથ કાઉન્સેલિંગ સારસા સેન્ટર સિવાય ૫૮% થી વધુ કરવામાં આવે છે.

૪.૪ તપોવન લાભાર્થી બહેનોની પારિવારીક સ્થિતિ

તપોવન લાભાર્થી બહેનોનું કાઉન્સેલિંગ કરવાથી બદલાયેલી પારિવારીક સ્થિતિની માહિતી નીચે મુજબ છે.

સારણી–૪.૩

તપોવન લાભાર્થી બહેનોની પારિવારીક સ્થિતિ

ક્રમ	તપોવન કેન્દ્ર	સારો પારિવારીક સંબંધ	પતિ–પત્ની વચ્ચે સુમેળભર્યો સંબંધ
૧	ટી.એફ.આણંદ	૨૪૯૫ (૭૭.૬૩%)	૨૪૮૦ (૭૭.૧૬%)
૨	ટી.એફ.તારાપુર	૦	૦
૩	સારસા	૧૯૪૮ (૮૮.૫૦%)	૧૯૫૮ (૮૮.૯૬%)
૪	થામના	૧૦૮૦ (૮૩.૩૩%)	૧૦૮૨ (૮૩.૪૯%)
૫	દાવોલ	૧૧૪૫ (૬૧.૮૧%)	૧૧૭૩ (૬૩.૪૦%)
૬	રૂપલ	૧૭૬૨ (૭૫.૧૭%)	૧૮૩૧ (૭૮.૧૧%)

તપોવનને પરિણામે લાભાર્થી બહેનોના પરિવારમાં સુમેળ વધ્યો છે તેમજ પતિ–પત્ની વચ્ચેનો સંબંધ પણ સારો બન્યો છે.

૪.૫ તપોવનમાં થતી પ્રવૃત્તિની લાભાર્થી બહેનોની સંખ્યા

તપોવનમાં થતી પ્રવૃત્તિ અને તેના લાભાર્થીની માહિતી નીચે મુજબ છે.

૪.૬ તપોવનમાં ખોરાક લેતી લાભાર્થી બહેનોની સંખ્યા

સારણી–૪.૫
તપોવનમાં ખોરાક લેતી લાભાર્થી બહેનોની સંખ્યા

ટી.એફ.આણંદ	૧૧૭૯ (૩૬.૬૮%)
ટી.એફ.તારાપુર	૧૫૧૭ (૬૯.૯૧%)
સારસા	૧૦૮૯ (૪૯.૪૮%)
થામના	૧૧૦૫ (૮૫.૨૬%)
દાવોલ	૧૨૯૪ (૬૯.૯૫%)
રૂપાલ	૨૦૦૧ (૮૫.૩૭%)

તપોવનના રૂપાલ સેન્ટર સિવાયના પાંચ સેન્ટરમાં આવનાર બહેનો ખોરાકનો લાભ મેળવે છે.

૪.૭ તપોવન માટે મેનું

તપોવનમાં અપાતા ખોરાકનું મેનુ નીચે મુજબ છે.

સારણી–૪.૬
તપોવન માટે મેનું

દિવસ	મેનુ
સોમવાર	મિક્સ વેજીટેબલ પૌઆ/મિક્સ વેજીટેબલ ઉપમા/મિક્સ પલ્સ પુડલા+લીંબુ સરબત/જામફળ/ફ્રુટ જયુસ
મંગળવાર	પાલખ/કોબીજ/ફલાવર/મીક્સ વેજીટેબલ પરાઠા(ગાજર, વટાણા, બટાકા વગેરે)+ લીલી ચટણી/દહીં/ખજુર ચટણી
બુધવાર	ઘઉંના ફાડાની મિક્સ વેજીટેબલ ખીચડી/ મિક્સ વેજીટેબલ પુલાવ + દહીં
ગુરૂવાર	હાંડવો/ઢોકળા/ઈદડા/ભાજીના ઢેબરા અથવા મુઠીયા લીલી ચટણી / દાળીયાની ચટણી / લીંબુ સરબત / દહીં
શુક્રવાર	ફણગાવેલા કઠોળની ભેળ / ફણગાવેલા મગ / લીંબુ સરબત / સીઝનટ ફ્રુટ
શનિવાર	સુખડી (અનાજ અને કઠોળનું મિશ્રણ) / શીરો / શેકેલા ચણા

તપોવનમાં લાભાર્થી બહેનોને દિવસ અનુસાર પોષક ખોરાક આપવામાં આવે છે.

૪.૮ ડોકટરોની મુલાકાતના આધારે મળેલ માહિતીનું પૃથક્કરણ

૧. તપોવન પ્રકલ્પમાં ડોકટરોનાં જોડાવા પાછળના કારણો

- ત્રિભુવનદાસ ફાઉન્ડેશન એક NGO છે જે સમાજસેવાનું કાર્ય કરે છે અને ડોકટરોને તપોવન પ્રકલ્પ NGO ના કાર્યને પૂરકરૂપ જણાયું.
- ત્રિભુવનદાસ ફાઉન્ડેશનમાં માતા અને બાળકના શારીરિક સ્વાસ્થ્ય સંદર્ભે કાર્ય થતું હતું. (માનસિક, સાંવેગિક અને આધ્યાત્મિક સ્વાસ્થ્ય અંગે) તપોવન પ્રકલ્પમાં શારીરિક સ્વાસ્થ્ય સાથે કાર્ય કરવાનું હોય ડોકટરોને તે વધુ રસપ્રદ લાગ્યું.
- તપોવન પ્રકલ્પ મહર્ષિ અરવિંદના શિષ્ય કીરિટભાઈ જોષીનો વિચાર હતો અને ડોકટરોને મહર્ષિ અરવિંદના તત્વદર્શનમાં શ્રદ્ધા હતી.

૨. તપોવન પ્રકલ્પનો મુખ્ય હેતુ

- ડોકટરોના મતે તપોવનનો મુખ્ય હેતુ સગર્ભા બહેનો અને ગર્ભસ્થ શિશુનો સર્વાંગિણ વિકાસ કરવો અને તેમને શારીરિક માનસિક, સાંવેગિક તેમજ આધ્યાત્મિક દૃષ્ટિએ સ્વસ્થ બનાવવાનો છે.

૩. તપોવન પ્રકલ્પના હેતુ અંગે કાર્ય

- શારીરિક સ્વાસ્થય માટે સેન્ટર પર પોષકતત્ત્વવાળો ખોરાક આપવામાં આવે છે અને પોષક ખોરાક લેવા અંગે સમજણ આપવામાં આવે છે.
- માનસિક સ્વાસ્થ્ય માટે વાર્તાકથન, ક્રાફટ, ચિત્રકામ કરવામાં આવે છે. વાંચન માટે પુસ્તકો આપવામાં આવે છે.
- ડિપ્રેશન સ્કેલનો પણ ઉપયોગ કરવામાં આવે છે.
- સાંવેગિક અને આધ્યાત્મિક સ્વાસ્થ્ય માટે સંગીત, ભકિતગીતો, ધાર્મિક પુસ્તકોનું વાંચન, ધ્યાન કરાવવામાં આવે છે.
- કાઉન્સેલર સારી રીતે સલાહ માર્ગદર્શન આપે છે.

૪. તપોવન પ્રકલ્પની કાર્યપદ્ધતિ

– પ્રત્યેક સેન્ટર પર કાઉન્સેલર હોય છે જે સગર્ભા બહેનો સાથે વાતચીત કરે છે અને તપોવન પ્રકલ્પ મુજબની પ્રવૃત્તિ કરાવે છે.

– લાભાર્થી બહેનો માટે આણંદ અને તારાપુરમાં તૈયાર ખોરાક ચીકી આપવામાં આવે છે જયારે સારસા, થામના અને દાવોલ સેન્ટરમાં ગરમ નાસ્તો તૈયાર કરીને આપવામાં આવે છે. રૂપાલમાં કોઈ પ્રકારનો ખોરાક આપવામાં આવતો નથી.

– T.F. સેન્ટરમાં આયુર્વેદ મુજબ કોઈ સારવાર અપાતી નથી.

૫. અનુભવ

– તપોવન પ્રકલ્પની સ્ત્રીનાં માનસિક સ્વાસ્થ્ય પર અસર જોવા મળી છે.

– તપોવન પ્રકલ્પથી બાળકનું જોડાણ વધુ ગાઢ બન્યું છે.

– બાળક આનંદી રહેતું જોવા મળે છે.

૬. તપોવન પ્રકલ્પની ફલશ્રુતિ

– તપોવનને લોકો સ્વીકારે છે અને નેટવર્ક વિકસ્યુ હોવાથી કાર્ય કરવું સરળ બન્યું છે.

– પ્રાથમિક આરોગ્ય કેન્દ્રમાં શારીરિક સ્વાસ્થય સુધર્યુ છે અને તપોવન પ્રકલ્પ દ્વારા માનસિક, સાંવેગિક, આધ્યાત્મિક સ્વાસ્થ્ય માટે પ્રયાસ કરવામાં આવે છે તે કંઈક અંશે સફળ રહ્યા છે.

૭. ઉણપ

– તપોવન પ્રકલ્પ સાથે જોડાયેલ કાઉન્સેલર, આંગણવાડી બહેનો, વિલેજ વર્કર, યોગશિક્ષક માટે વિશેષ તાલીમની વ્યવસ્થા કરવી જોઈએ. ગ્રાન્ટની રકમ ઓછી લાગે છે.

૮. ટ્રેનિંગ

– કાઉન્સેલરને ટ્રેનિગ આપવી જરૂરી છે.

– કેટલીક માતા અને બાળકોનો વ્યકિત અભ્યાસ કરી ટ્રેનિગ માટે સાહિત્ય તૈયાર કરવું જોઈએ.

- ટ્રેનિગના મોડયુલ તૈયાર કરવા જોઈએ.
- તપોવનના ટી.એફ. સેન્ટરમાં ટ્રેનિગ આપવામાં આવે છે. કાઉન્સેલર સાથે વિલેજ વર્કર તેમજ આંગણવાડી બહેનો સાથે ચર્ચા વિચારણા કરવામાં આવે છે. તપોવનનાં અન્ય કેન્દ્રોમાં તેમ કરવું જરૂરી છે.

૯. સૂચનો

- તપોવનની પ્રવૃત્તિ સેન્ટર આધારીત ન રાખતા ગામડાઓમાં જૂથમાં થાય તેવી વ્યવસ્થા કરવી જોઈએ.
- તપોવનની બહેનો તપોવનમાં ન આવી શકે તેમ હોવાથી તપોવનના કાર્યકર્તા બહેનો તેમની પાસે જાય તેવી વ્યવસ્થા જરૂરી છે.
- તપોવનના કાર્યકર્તાઓ માટે ટ્રેનિગ સેન્ટર અને મોડયૂલ્સની રચના કરવી જોઈએ.
- તપોવનના સેન્ટર માટે NGO ની સહાય લેવી જોઈએ. સરકારી અને બિનસરકારી સંસ્થાઓના સંયુકત ઉપક્રમે કામ થવું જોઈએ.
- કૌશલ્યપૂર્ણ કાર્યકર્તાઓને તૈયાર કરવા જોઈએ તેમજ પ્રતિમાસ તેમની મિટીંગ થવી જોઈએ જેમાં તેઓ પરસ્પર અનુભવોની આપ–લે કરી શકે.
- તપોવનનું માળખું વ્યવસ્થિત રચાય અને ૧૦–૧૫ ગામની વચ્ચે એક સેન્ટર સ્થાપવું જોઈએ.
- દાંતની સ્વચ્છતાનો હેતુ તપોવનમાં ઉમેરવો જોઈએ.

૪.૯ કાઉન્સેલરની મુલાકાત દરમ્યાન મળેલ માહિતીનું પૃથક્કરણ

૧. તપોવનમાં લાભાર્થી બહેનોના શારીરિક સ્વાસ્થ્ય માટેના પ્રયાસો

- T.F. ના સેન્ટરોમાં સમ્રાટ બનાવટની સીંગદાણાની ચીકી આપવામાં આવે છે. સેન્ટર પર આવનાર બહેનોની સંખ્યા નિશ્રિત હોતી નથી અને ખોરાક અંગે તેમની રૂચિ અલગ હોય છે તેથી રાંધેલો ખોરાક આપવામાં આવતો નથી.

- રૂપાલ સેન્ટરમાં કોઈ પ્રકારનો ખોરાક આપવામાં આવતો નથી. રસોઈયાની વ્યવસ્થા શકય બની શકી નથી.
- થામણા, દાવોલ અને સારસાના સેન્ટરોમાં તપોવનનું મેનુ અનુસાર સોમવાર થી શનિવાર તપોવનની લાભાર્થી બહેનોને ખોરાક આપવામાં આવે છે. ચટણી અપાતી નથી.

૨. તપોવનમાં લાભાર્થીનાં માનસિક, સાંવેગિક, આધ્યાત્મિક સ્વાસ્થ્ય માટે થતી પ્રવૃત્તિઓ

- ટી.એફ.ના સેન્ટરોમાં વાર્તાકથન, ટી.વી.શો, સંગીત, કાઉન્સેલિંગ, યોગ, ધ્યાન, મંત્રજાપ કરાવવામાં આવે છે.
- સંગીતમાં શ્લોક, ભકિતગીતો સંભળાવવામાં આવે છે.
- બાળકના વિકાસની સીડી બતાવવામાં આવે છે.
- મંત્રલેખન કરાવવામાં આવે છે.
- લાભાર્થી બહેનોના પ્રશ્નો જાણીને સલાહ આપવામાં આવે છે.

૩. કાઉન્સેલીંગના વિષયો

- ખોરાક
- મનની શાંતિ
- બાળકનો વિકાસ
- વિચારની અસર
- સ્વચ્છતા
- ગર્ભસ્થ બાળક પર થતી અસરો
- ધાર્મિક વાર્તાઓ

૪. કાઉન્સેલરની કાર્ય પદ્ધતિ

- ટી.એફ.ના સેન્ટરોમાં પ્રતિ સેન્ટર બે કાઉન્સેલરની નિમણૂંક ટી.એફ. દ્વારા કરવામાં આવી છે. જેમાંથી એક સેન્ટર પર હોય છે અને એક કાઉન્સેલર ગામમાં જઈ લાભાર્થી બહેનોનું કાઉન્સેલિંગ કરે છે.

– લાભાર્થીની આવશ્યકતા મુજબ વ્યક્તિગત અને જૂથમાં કાઉન્સેલિંગ કરવામાં આવે છે.

– ટી.એફ. સિવાયના સેન્ટરોમાં એક કાઉન્સેલર છે જે અઠવાડિયાનાં ત્રણ દિવસ સેન્ટર પર અને ત્રણ દિવસ ગામડામાં જાય છે.

૫. તપોવનની ફલશ્રુતિ

– સગર્ભા બહેનોના પરિવારનું વાતાવરણ સુમેળભર્યુ બન્યુ છે.

– પરિવારમાં માનવસંબંધ સારા બન્યા છે. તપોવનમાં આવવા માટે ઘરના સભ્યો પ્રેરણા આપે છે.

– બહેનો તપોવનમાં આવીને પ્રસન્નતા અનુભવે છે.

– લાભાર્થી બહેનોનું શારીરિક, માનસિક સ્વાસ્થ્ય સુધરે છે.

– સંગીતની અસર બાળક પર જોવા મળી છે.

– નવજાત બાળક ઓછું બિમાર પડે છે. તેનું શારીરિક સ્વાસ્થ્ય વધુ સારું રહે છે.

– બાળક આનંદી હોય છે.

૬. લાભાર્થી બહેનોના અનુભવ

– પરિવારના સભ્ય જેવું અનુભવે છે.

– તપોવનનું વાતાવરણ ખૂબ ગમે છે.

– ઘરના સભ્યો કાઉન્સેલરને મળવા માટે પ્રેરણા આવે છે. પોષક ખોરાકની વ્યવસ્થા કરે છે.

૭. વાંચન

– તપોવનમાં ૨૬–૩૦ પુસ્તકો છે.

– તપોવનના પ્રારંભમાં મળેલા પુસ્તકો સગર્ભાબહેનોને વાંચવા આપવામાં આવે છે.

– ન વાંચી શકતી બહેનો સેન્ટર પર આવે ત્યારે અને તેના ગામમાં જઈએ ત્યારે પુસ્તક વાંચીને સંભળાવે છે.

૮. **સમસ્યા**

– પુસ્તકો ઓછા પડે છે. સીડી ઓછી છે. નવી મળતી નથી.

– બહેનો સેન્ટર પર આવે છે તેમને અહીં લઈ આવવાની વ્યવસ્થા કરવી મુશ્કેલ બને છે.

– નવી માહિતી મળતી નથી.

– પૂરક ખર્ચ માટેના રૂપિયા યોગ્ય સમયે મળતા નથી.

– યોગ્ય સમયે પગાર થતો નથી.

– રસોઈમાં ઈલેકટ્રીક સાધનોની જરૂર છે.

૪.૧૦ લાભાર્થી બહેનોની મુલાકાતના આધારે મળેલ માહિતીનું પૃથક્કરણ

૧. **તપોવન અંગે મંતવ્યો**

– તપોવનમાં આવવું ગમે છે.

– સગર્ભાવસ્થા દરમ્યાન ૪ થી ૫ વાર તપોવનમાં આવીએ છીએ.

– ખોરાક, વાંચન અંગે કાઉન્સેલર સરળ ભાષામાં સમજણ આપે છે.

– તપોવનમાં શાંતિ મળે છે. વાતાવરણ ખૂબ સરસ લાગે છે.

– તપોવનમાં આવવાથી મન પ્રસન્ન થાય છે. નવું જાણવા મળે છે.

૨. **તપોવનમાં થતી પ્રવૃત્તિઓ**

– તપોવનમાં ભકિતગીતો સંભળાવવામાં આવે છે. યોગ, ધ્યાન કરાવવામાં આવે છે.

– ટી.વી. પર કાર્યક્રમો બતાવવામાં આવે છે.

– ટી.એફ. સેન્ટરોમાં વાર્તા કરવામાં આવે, સંકલ્પો આપવામાં આવે છે.

– સર્ગભાવસ્થા પર અસર કરતા પરિબળોની સમજ આપવામાં આવે છે.

૩. **તપોવનની ફલશ્રુતિ**

– બાળકનું શારીરિક સ્વાસ્થ્ય સારું રહે છે.

– બાળક ઓછું હેરાન કરે છે.

- બાળક શાંત અને ખુશનુમા રહે છે.
- પરિવારનું વાતાવરણ સારું રહે છે.
- સાસુ વધુ સહકાર આપે છે.
- બાળઉછેરની સમજણ મળી છે.
- પ્રસવ અંગેની ચિંતા ઘટી છે.

૪. સગર્ભા બહેનોએ કરેલ પરિવર્તન

- ખોરાકમાં બદલાવ કર્યો છે.
- લીલા શાકભાજી, ફળગાવેલા મગ, ફળ, દૂધ વધુ લઈએ છીએ.
- ટી.વી. જોવાનું ઓછું કર્યુ છે.
- વાંચન રસ વધ્યો છે એટલે સારા પુસ્તકો વાંચીએ છીએ.
- સ્વસંભાળ લઈએ છીએ. મનને શાંત રાખીએ છીએ.
- સારા વિચારો કરીએ છીએ.
- ધાર્મિક પુસ્તકો વાંચ્યા છે. શિવપુરાણ, વિષ્ણુ પુરાણની સીડી જોઈ છે. મંત્રજાપ કર્યા છે.

૫. સૂચનો

- તપોવન સેન્ટર અને ગામડાઓમાં જવા અંગે ચોક્કસ આયોજન તૈયાર કરવું જોઈએ અને જે તે વિસ્તારમાં મમતા દિવસની જેમ તપોવનમાં પણ દિવસ નક્કી કરવો જોઈએ અને તે મુજબ કાર્ય થવું જોઈએ.
- સગર્ભા બહેનોને સેન્ટર લઈ આવવા માટેની વ્યવસ્થા ગોઠવવી જોઈએ.
- ગામડામાં જવા માટે અલગ કાઉન્સેલરની નિમણૂંક થવી જોઈએ.

૪.૧૧ આંગણવાડી બહેનો, આશાવર્કર, વિલેજવર્કરની મુલાકાતને આધારે મળેલ માહિતીનું પૃથક્કરણ

૧. તપોવનની અગત્ય

- તપોવનમાં ટી.વી. પર કાર્યક્રમો બતાવવામાં આવે છે. રમતો રમાડવામાં આવે છે અને સગર્ભા બહેનોને ધ્યાન કરાવવામાં આવે છે.
- ખોરાકની સમજ આપે છે, વાંચન માટે પુસ્તક આપવામાં આવે છે. જેથી બાળક સ્વસ્થ રહે છે.
- માતાનું શારીરિક માનસિક સ્વાસ્થ્ય સારુ રહે છે.

૨. ગામના લોકોના પ્રતિભાવ

- તપોવન પ્રોજેકટ સારો પ્રોજેકટ છે.
- લોકોને ગમે છે.
- સ્વાસ્થ્ય અને તેજસ્વી બાળક પ્રાપ્ત થાય તે માટે કાર્ય કરતો પ્રોજેકટ છે.

૪.૧૨ લાભાર્થીના અનુભવ કથનને આધારે મળેલી માહિતી

- તપોવનમાં વાર્તા, ડ્રોઈંગ, આસન, ટી.વી. પર પ્રોગ્રામ, સંગીત સાંભળવામાં આવે છે.
- પોષ્ટિક નાસ્તા સારો હોય છે.
- ધ્યાન કરાવવામાં આવે છે.
- બાળકના સ્વાસ્થ્ય માટે સલાહ આપવામાં આવે છે.
- કલર પૂરવાના ગમે છે.
- ભજનો ગાવાની મજા આવે છે.
- ઘણીબધી માહિતી મળે છે.
- બાળક શાંત સ્વભાવનું છે, હેરાન ઓછું કરે છે.
- કાઉન્સેલર બહેનનો વ્યવહાર સારો લાગે છે.
- ઘરેથી આવવા જવાની તકલીફ પડે છે.

– ઘરના સભ્યો પણ તપોવનમાં જવાનું કહેછે.

૪.૧૩ વિશિષ્ટ અનુભવો

- તેજલબહેન રાણાને પાંચમો મહિનો ચાલી રહ્યો હતો અને તેમનું હિમોગ્લોબિન 8gm હતું. કાઉન્સેલર બહેને ખોરાક અંગે સમજ આપી અને બહેને ઈન્જેકશન લીધુ અને તેથી બહેનનું હિમોગ્લોબિન 12gm થયું. તેમને હાલમાં સ્વસ્થ બાળક છે.
- T.F. માં આવતા બહેન ગર્ભધારણ કરી શકતા ન હતા. વળી, ૩ વાર ગર્ભપાત થઈ ગયેલો હતો. કાઉન્સેલર બહેનનાં સતત માર્ગદર્શન અને કાળજીને કારણ હાલમાં બાળક સાથે સ્વસ્થપણે જીવન રહયા છે.
- મોભાગામના એક ભાઈએ તપોવનની પ્રવૃત્તિને દૂરથી નિહાળી અને તે અંગે વધુ જાણકારી મેળવી અને અન્ય માટે તપોવન પ્રવૃત્તિ ખૂબ ઉપયોગી જણાતા તપોવન માહિતી પુસ્તિકાની ઝેરોક્ષ કરાવી આસપાસના લોકોને વહેંચી હતી અને આ પ્રકલ્પ ખૂબ આવશ્યક જણાવ્યો હતો.
- રૂપાલના નિલમ બહેન તપોવનમાં આવી self suggestion આપતા શીખ્યા અને સતત સારા વિચારો કરી પોતાના સ્વપ્ન મુજબનું બાળક પ્રાપ્ત કર્યું.
- રૂપાલના મિનાક્ષી બહેન બે બાળકોની માતા છે. માત્ર બીજા બાળક વખતે તપોવન સેન્ટરનો લાભ લીધો છે. બંને બાળકોના શારીરિક, માનસિક સ્વાસ્થ્યમાં ભિન્નતા જોવા મળી. પ્રથમ બાળકનું વજન ઓછું, ખોરાક ઓછો, સ્વભાવ ચિડીયો અને તે વધુ એકલું રહેતું હતું. જયારે તપોવન સેન્ટરના લાભાર્થીથી બીજુ બાળક સારું વજન ધરાવતું હતું. જેનો ખોરાક સારો હતો તે આનંદ અને બધા સાથે સરળતાથી હળતું ભળતું હતું.

૪.૧૪ અવલોકનને આધારે મળેલ માહિતીનું પૃથક્કરણ

– પરિવારનું વાતાવરણ સુમેળભર્યુ જોવા મળ્યું
– તંદુરસ્ત, આનંદી બાળક માતાને મળે છે.
– ઘરના સભ્યોના માનવ સંબંધો સારા જોવા મળ્યા.
– ટી.વી., ફ્રીઝ, આરો, રસોઈના સાધનો તપોવનમાં ઉપલબ્ધ છે.
– રૂપાલ સેન્ટરમાં બાળકના રમવાના સાધનો નથી. બગીચો નથી. બાગકામ કરાતું નથી. નાસ્તાની વ્યવસ્થા નથી. ક્રાફ્ટ પ્રવૃત્તિ કરાવવામાં આવતી નથી. અન્ય સેન્ટરમાં આ સુવિધાઓ ઉપલબ્ધ છે.
– તપોવનમાં ધ્યાન, ભજન, ટી.વી. પરના કાર્યક્રમો વગેરે પ્રવૃત્તિ થાય છે. ગર્ભસ્થ બાળક સાથે વાતચીત શીખવવામાં આવતી નથી.
– ટી.એફ.ના સેન્ટરોમાં વધુ સારી રીતે પ્રવૃત્તિઓ થાય છે. ગરમ નાસ્તો અપાતો નથી. સમ્રાટની ચીકી આપવામાં આવે છે.
– કાઉન્સેલરોનો અભિગમ હકારાત્મક જોવા મળ્યો. સરળ ભાષામાં કાઉન્સેલિંગ કરવામાં આવતું હતું. વિશેષ તાલીમની જરૂર જણાય.
– કાઉન્સેલરમાં કોમ્પ્યુટરનું જ્ઞાન ઓછું જણાયું. વિશેષ વાંચનનો અભાવ જણાયો.
– તપોવનનું વાતાવરણ હકારાત્મક જોવા મળ્યું.

૪.૧૫ માર્ગદર્શકની મુલાકાતના આધારે મળેલ માહિતીનું પૃથક્કરણ

આદર્શ તપોવનમાં નીચે મુજબની સુવિધાઓ ઉપલબ્ધ હશે.

૧. આર્યુવેદિક, એલોપેથિક ડૉક્ટર
૨. સંપૂર્ણ ભૌતિક સુવિધાઓ સજ્જ તપોવન
૩. આયા, નર્સ
૪. પુસ્તકાલય
૫. અભણ બહેનોને વાંચી સંભળાવે અને યોગ્ય માર્ગદર્શન આપે તેવા કાઉન્સેલર

૬. મ્યુઝિક ખંડ (ટી.વી., ઓડિયો વિડીયો સીડી)

૭. બાળકોના વિકાસની વિડીયો સીડી

૮. ગામડાની સ્ત્રીઓ ભજન, પ્રાર્થના જાતે કરી શકે તે માટેના સાધનો

૯. અઠવાડિયે એક બે દિવસ યોગાસન, ફિઝિયોથેરાપી હળવી કસરતો કરાવી શકે તેવી વ્યક્તિ

૧૦. પ્રવૃત્તિખંડ (રંગ, કાગળ, ક્રાફટ)

૧૧. શાંતિખંડ (ધ્યાન શાંત બેસવું)

૧૨. નાસ્તાખંડ (ગરમ નાસ્તો આપી શકાય)

૧૩. બાળઘર (પહેલા બાળકને રમવા માટે રમકડાંની વ્યવસ્થા)

૧૪. સગર્ભાબહેન ઈચ્છે તો રહી શકે તેવી વ્યવસ્થા

૧૫. બગીચો

૧૬. ઔષધીય બાગ

માર્ગદર્શક જણાવે છે કે તપોવન પ્રકલ્પમાં અન્ય સહયોગી સંસ્થાઓ, NGO મહિલા મંડળો, આધ્યાત્મિક કેન્દ્રો વગેરે જોડાઈ તે જરૂરી છે. સ્વૈચ્છિક સંસ્થાઓના સહયોગથી સમગ્ર ગુજરાતમાં દરેક ૮ થી ૧૦ ગામડા દીઠ એક તપોવન હોય તેવી કલ્પના છે. જયાં બાળકના તન, મન, હૃદયના વિકાસ માટે વિશેષ પ્રયાસો કરવામાં આવે છે.

૪.૧૬ ઉપસંહાર

પ્રસ્તુત પ્રકરણમાં સંશોધનનાં સંદર્ભમાં મળેલ માહિતીનું અંકશાસ્ત્રીય પૃથક્કરણ અને અર્થઘટન અંગે વિસ્તૃત ચર્ચા હાથ ધરવામાં આવી. હવે પછીના અંતિમ પ્રકરણમાં સંશોધન સારાંશ, સંશોધનના તારણો અને સંશોધનના સૂચિતાર્થો દર્શાવવાનો ઉપક્રમ રાખવામાં આવેલ છે.

પ્રકરણ – ૫

સંશોધનનો સારાંશ, તારણો, સૂચિતાર્થો અને ભાવિ સંશોધન માટેની ભલામણો

૫.૨ સંશોધનનો સારાંશ

૫.૩ સંશોધનનાં તારણો

૫.૪ સંશોધનનાં સૂચિતાર્થો

પ્રકરણ – ૫

સંશોધનનો સારાંશ, તારણો, સૂચિતાર્થો અને ભાવિ સંશોધન માટેની ભલામણો

૫.૧ પ્રસ્તાવના

પૂર્વ પ્રકરણમાં સંશોધન અંતર્ગત મેળવેલી માહિતીનું અંકશાસ્ત્રીય પૃથક્કરણ દર્શાવી તેનું અર્થઘટન કરવામાં આવેલ છે. પ્રસ્તુત પ્રકરણમાં સમગ્ર સંશોધનનો સારાંશ રજુ કરી સંશોધનના તારણો, શૈક્ષણિક સૂચિતાર્થો દર્શાવવામાં આવશે.

૫.૨ સંશોધનનો સારાંશ

પ્રસ્તુત સંશોધન સર્વેક્ષણ પ્રકારનું હતું. જેના હેતુ નીચે મુજબ હતા.

૧. તપોવન પ્રકલ્પ સંદર્ભે નીચે મુજબની માહિતી પ્રાપ્ત કરવી.

– તપોવનના કેન્દ્રોમાં લાભ લેતા લાભાર્થી

– તપોવનના કેન્દ્રોમાં થતી પ્રવૃત્તિઓ

૨. તપોવનના કાઉન્સેલર પાસેથી નીચેના મુદ્દાઓ અંગે માહિતી મેળવવી.

– તપોવનમાં થતી પ્રવૃત્તિઓ અને તેની ફલશ્રુતિ

– કાઉન્સેલિંગના વિષયો

– નડતી સમસ્યા અને ઉકેલ

૩. તપોવન પ્રકલ્પ સાથે સંકળાયેલા ડોકટર પાસેથી નીચેના મુદ્દાઓ અંગે માહિતી મેળવવી.

– તપોવન પ્રકલ્પમાં જોડાવાના કારણો

– તપોવન પ્રકલ્પનો મુખ્ય હેતુ

– તપોવન પ્રકલ્પમાં હેતુ સિદ્ધ કરવા થતી પ્રવૃત્તિઓ

– તપોવનની ફલશ્રુતિ

– તપોવન પ્રકલ્પમાં કાઉન્સેલર માટે ટ્રેનિંગ

–	તપોવનમાં રહેલી ઉણપો અને સૂચનો

૪.	તપોવનની લાભાર્થી બહેનો પાસેથી નીચેના મુદ્દાઓ અંગે માહિતી પ્રાપ્ત કરવી.

–	તપોવન અંગે મંતવ્યો

–	તપોવનમાં થતી પ્રવૃત્તિઓ

–	તપોવનની ફલશ્રુતિ

–	શ્રેષ્ઠ તપોવન માટે સૂચનો

૫.	વિલેજ વર્કર, આંગણવાડી બહેનો અને આશાવર્કર પાસેથી નીચેના મુદ્દાઓ પર માહિતી મેળવવી.

–	તપોવનની ઉપયોગિતા

–	તપોવન અંગે ગામના લોકોના મંતવ્યો

૬.	તપોવનની લાભાર્થી બહેનોના અનુભવકથનનો અભ્યાસ કરવો.

૭.	તપોવન કેન્દ્રની પ્રત્યક્ષ મુલાકાત લઈ અવલોકન કરવું.

૮.	તપોવન પ્રકલ્પના મુખ્ય માર્ગદર્શક પાસેથી આદર્શ તપોવન અંગેની માહિતી મેળવવી.

પ્રસ્તુત અભ્યાસમાં વ્યાપવિશ્વ તરીકે તપોવન પ્રકલ્પના ૭ સેન્ટરોનો સમાવેશ કરવામાં આવ્યો હતો.

પ્રસ્તુત સંશોધનમાં નમૂના તરીકે ૧ મુખ્ય માર્ગદર્શન, ૫ ડોકટર અને ૬ કાઉન્સેલર સમાવિષ્ટ હતા. સ્નોબોલ નમૂના પસંદગી દ્વારા ૧૦૦ લાભાર્થી બહેનોની પસંદગી કરેલ હતી. તેમજ સહેતુક નમૂના પસંદગી દ્વારા ૧૫ આંગણવાડી બહેનો, ૨૫ વિલેજવર્કર, ૧૦ આશાવર્કરનો સમાવેશ નમૂનામાં કરવામાં આવ્યો હતો.

સંશોધનની જરૂરિયાતને ધ્યાનમાં રાખીને સંશોધનમાં વિવિધ ઉપકરણો જેવા કે અભિપ્રાયાવલિ, પ્રશ્નાવલિ, ચેકલિસ્ટ, મુલાકાત, અવલોકન, મનોવૈજ્ઞાનિક કસોટીઓ ક્રમમાપદંડ, વલણ માપદંડ વગેરે પૈકી નીચેના ઉપકરણોનો પ્રસ્તુત સંશોધનમાં વિનિયોગ કરવામાં આવેલ છે.

૧.	મુખ્ય માર્ગદર્શક માટે સાક્ષ્યપત્રક

૨. ડોકટર માટે સાક્ષ્યપત્રક

૩. કાઉન્સેલર માટે સાક્ષ્યપત્રક

૪. લાભાર્થી બહેનો માટે સાક્ષ્યપત્રક

૫. આંગણવાડી બહેનો, વિલેજ વર્કર અને આશાવર્કર માટે સાક્ષ્યપત્રક

૬. અવલોકન પત્રક

૫.૩ સંશોધનનાં તારણો

- **તપોવન અંગે તારણો**

૧. તપોવન પ્રકલ્પ અંતર્ગત ૧૩૦૦૦ થી વધુ બહેનોએ લાભ લીધો છે. કાઉન્સેલર બહેનો સગર્ભા બહેનોને તપોવન સેન્ટરમાં તેમજ તેમના ગામમાં જઈ સલાહ માર્ગદર્શન આપે છે તેમજ વિવિધ પ્રવૃત્તિઓ કરાવે છે.

૨. તપોવન સેન્ટરમાં ૭૦% થી વધુ વ્યકિતગત કાઉન્સેલિંગ કરવામાં આવે છે જયારે જૂથ કાઉન્સેલિંગ સારસા સેન્ટર સિવાય ૫૮% થી વધુ કરવામાં આવે છે.

૩. તપોવનને પરિણામે લાભાર્થી બહેનોના પરિવારમાં સુમેળ વધ્યો છે તેમજ પતિ–પત્ની વચ્ચેનો સંબંધ પણ સારો બન્યો છે.

૪. તપોવનમાં ધ્યાન, વાંચન, વાર્તા, ભકિતગીત, ભકિતસંગીત, ક્રાફટ, યોગા, ટી.વી. શો ની પ્રવૃત્તિ કરાવવામાં આવે છે. વિશેષતઃ તપોવનના ટી.એફ. ના કેન્દ્રોમાં બાગકામ તેમજ ફિઝીયોથેરાપી કરાવવામાં આવે છે.

૫. તપોવનના રૂપાલ સેન્ટર સિવાયના પાંચ સેન્ટરમાં આવનાર બહેનો ખોરાકનો લાભ મેળવે છે.

૬. તપોવનમાં લાભાર્થી બહેનોને તપોવનના મેનુ મુજબ દિવસ અનુસાર પોષક ખોરાક આપવામાં આવે છે.

- **ડૉકટરોના મંતવ્યો**

૧. તપોવન પ્રકલ્પમાં ડોકટરો જોડાયા તે માટેનું મુખ્ય કારણ આ પ્રકલ્પ માત્ર શારીરિક સ્વાસ્થ્ય નહીં પરંતુ સગર્ભા બહેનો અને ગર્ભસ્થ શિશુના, માનસિક, સાંવેગિક અને આધ્યાત્મિક સ્વાસ્થ્ય અંગે કાર્ય કરે તે હતું. વળી, ડોકટરોનું તત્વદર્શન તપોવનના તત્ત્વજ્ઞાન સાથે સામ્યતા ધરાવતું હતું.

૨. તપોવનના હેતુ સિદ્ધ કરવા માટે થતી પ્રવૃત્તિઓ અંગે ડોકટરોએ જણાવ્યું કે, શારીરિક સ્વાસ્થ્ય માટે તપોવનમાં પોષકતત્ત્વો વળો ખોરાક આપવામાં આવે છે. તેમજ રોજિંદા ખોરાક અંગે સગર્ભા બહેનોને સમજાવવામાં આવે છે. ટી.વી. પર કાર્યક્રમો બતાવવામાં આવે છે. માનસિક સ્વાસ્થ્ય માટે વાર્તાકથન, ક્રાફ્ટ, ચિત્રકામ, રંગકામ, પુસ્તકોનું વાંચન કરાવવામાં આવે છે તેમજ સાંવેગિક અને આધ્યાત્મિક સ્વાસ્થ્ય માટે સંગીત, ભકિતગીતો, ધાર્મિક પુસ્તકોનું વાંચન, મંત્રજાપ તેમજ ધ્યાન કરાવવામાં આવે છે.

૩. તપોવન અંગે ડોકટરોના અનુભવ જણાવતા તેમણે કહયું કે તપોવનની સગર્ભા બહેનોના માનસિક સ્વાસ્થ્ય પર ઘણી અસર જોવા મળી છે. મા અને બાળકનું જોડાણ વધુ ગાઢ બન્યું છે. તપોવનને લોકો સ્વીકારે છે અને તેમનો અભિગમ હકારાત્મક જોવા મળે છે. તપોવનની લાભાર્થી બહેનોનું બાળક સ્વસ્થ અને આનંદી હોવાનું જણાયું છે.

૪. તપોવન પ્રકલ્પ સાથે જોડાયેલ કાઉન્સેલર, આંગણવાડી બહેનો, વિલેજ વર્કર, યોગશિક્ષક માટે વિશેષ તાલીમની વ્યવસ્થા કરવી જોઈએ. ગ્રાન્ટની રકમ ઓછી લાગે છે.

૫. કાઉન્સેલરને ટ્રેનિગ આપવી જરૂરી છે. કેટલીક માતા અને બાળકોનો વ્યકિત અભ્યાસ કરી ટ્રેનિગ માટે સાહિત્ય તૈયાર કરવું જોઈએ. ટ્રેનિગના મોડયુલ તૈયાર કરવા જોઈએ.

૬. તપોવનની પ્રવૃત્તિ સેન્ટર આધારીત ન રાખતા ગામડાઓમાં જૂથમાં થાય તેવી વ્યવસ્થા કરવી જોઈએ. તપોવનની બહેનો તપોવનમાં ન આવી શકે તેમ હોવાથી તપોવનના કાર્યકર્તા બહેનો તેમની પાસે જાય તેવી વ્યવસ્થા જરૂરી છે.

૭. તપોવનના કાર્યકર્તાઓ માટે ટ્રેનિગ સેન્ટર અને મોડયૂલ્સની રચના કરવી જોઈએ.

૮. તપોવનના સેન્ટર માટે NGO ની સહાય લેવી જોઈએ. સરકારી અને બિનસરકારી સંસ્થાઓના સંયુકત ઉપક્રમે કામ થવું જોઈએ.

૯. કૌશલ્યપૂર્ણ કાર્યકર્તાઓને તૈયાર કરવા જોઈએ તેમજ પ્રતિમાસ તેમની મિટીંગ થવી જોઈએ જેમાં તેઓ પરસ્પર અનુભવોની આપ–લે કરી શકે.

૧૦. તપોવનનું માળખું વ્યવસ્થિત રચાય અને ૧૦–૧૫ ગામની વચ્ચે એક સેન્ટર સ્થાપવું જોઈએ. દાંતની સ્વચ્છતાનો હેતુ તપોવનમાં ઉમેરવો જોઈએ.

તપોવન પ્રકલ્પમાં કાર્યરત મુખ્ય માર્ગદર્શક બેનશ્રી જયોતિબેન થાનકીના મતે,

તપોવન પ્રકલ્પમાં અન્ય સહયોગી સંસ્થાઓ, NGO મહિલા મંડળો, આધ્યાત્મિક કેન્દ્રો વગેરે જોડાઈ તે જરૂરી છે. સ્વૈચ્છિક સંસ્થાઓના સહયોગથી સમગ્ર ગુજરાતમાં દરેક ૮ થી ૧૦ ગામડા દીઠ એક તપોવન હોય તેવી કલ્પના છે. જયાં બાળકના તન, મન, હૃદયના વિકાસ માટે વિશેષ પ્રયાસો કરાવામાં આવે છે.

- **કાઉન્સેલરોના મંતવ્યો**

૧. કાઉન્સેલર બહેનોના મતે માતા અને બાળકના સ્વાસ્થ્ય પર તપોવનની અસર જોવા મળી છે. સગર્ભા બહેનોનું શારીરિક, માનસિક સ્વાસ્થ્ય સુધર્યુ છે તેમનું બાળક વધુ સ્વસ્થ બહે છે. તેમના પરિવારનું વાતાવરણ સુમેળભર્યુ બન્યું છે. તપોવનમાં આવવા માટે સગર્ભા બહેનોના ઘરના સભ્યો પ્રેરણા આપે છે. તેમના માનવસંબંધો વધુ સારા બન્યા છે.

૨. સગર્ભા બહેનોને વાર્તા અને સંગીત સાંભળવું ગમે છે. તેઓ ૧૦ મિનિટથી વધુ ધ્યાન કરી શકે છે. તપોવનમાં આવીને તેઓને શાંતિ મળે છે. તેઓ પ્રસન્નતા અનુભવે છે. જેવા પરિણામો કાઉન્સેલર બહેનોને મળ્યા છે.

૩. તપોવન પ્રકલ્પમાં કાર્ય કરવાનું કાઉન્સેલર બહેનોને ગમે છે અને સમાજ માટે કંઈક કર્યાની લાગણી તેઓ અનુભવે છે.

૪. કાઉન્સેલર બહેનોના મતે તપોવનમાં પુસ્તકો ઓછા પડે છે. સીડી ઓછી છે. નવી સીડી મળતી નથી. સર્ગભા બહેનો સેન્ટર પર આવે છે તેમને લઈ આવવાની વ્યવસ્થા કરવી મુશ્કેલ બને છે. નવી માહિતી મળતી નથી. પૂરક ખર્ચ માટેના રૂપિયા યોગ્ય સમયે મળતા નથી. યોગ્ય સમયે પગાર થતો નથી. રસોઈમાં ઈલેકટ્રીક સાધનોની જરૂર છે.

ચિલ્ડ્રન્સ યુનિવર્સિટી દ્વારા તપોવન પ્રકલ્પનો લાભ લેનારી ૬૦ સગર્ભાબહેનો તેમજ માતાઓનો સંપર્ક કરવામાં આવ્યો અને તેમની અનુભૂતિ અંગે માહિતી મેળવવામાં આવી.

- **લાભાર્થી બહેનોના મંતવ્યો**

૧. તપોવનમાં આવવું તેમને ગમે છે, ત્યાં આવીને શાંતિ મળે છે. કાઉન્સેલર બહેન સરળ ભાષામાં સમજણ આપે છે. વાર્તા કરવામાં આવે છે અને સંકલ્પો કરાવવામાં આવે છે. ટી.વી. પર જુદા જુદા ઉપયોગી કાર્યક્રમો બતાવવામાં આવે છે.

૨. તપોવનને પરિણામે લાભાર્થી બહેનોના ઘરના સભ્યો વધુ સહકાર આપે છે. તેમનું સ્વાસ્થ્ય સારું રહે છે. મન પ્રસન્ન રહે છે. લાભાર્થી માતાઓના બાળકો તેમને ઓછું હેરાન કરે છે. તેઓ બધા સાથે હળેભળે છે. ખુશનુમા રહે છે. બાળકોનું વજન સારું હોય છે. તેમજ તેમનો વિકાસ સારી રીતે થાય છે. બાળકમાં બિમારીનું પ્રમાણ ઓછું થયું છે. જેવા પ્રતિભાવો લાભાર્થી બહેનો પાસેથી પ્રાપ્ત થયા હતા.

૩. તપોવનને કારણે લાભાર્થીબહેનોમાં આવેલા પરિવર્તન સંદર્ભે તેઓએ જણાવ્યું કે, ટી.વી. જોવાનું ઓછું થયું છે. સ્વ–સંભાળ લઈએ છીએ. ખોરાકમાં લીલા શાકભાજી અને ફળ અને દૂધ વધુ લઈએ છીએ. ધાર્મિક પુસ્તકો વાંચીએ છીએ. સારા વિચારો કરીએ છીએ. મનને શાંત રાખીએ છીએ.

૪૦ લાભાર્થી બહેનોના અનુભવલેખનમાંથી જાણવા મળ્યું કે તેઓને તપોવનમાંથી ઘણી ઉપયોગી માહિતી પ્રાપ્ત થઈ છે. કાઉન્સેલર બહેનોનો વ્યવહાર સારો હોય છે. તેમની

દિનચર્યામાં ઘણું પરિવર્તન આવ્યું છે. તેમજ માતા અને બાળકનું શારીરિક, માનસિક સ્વાસ્થ્ય સારુ રહે છે. તપોવનમાં જુદી જુદી પ્રવૃત્તિ કરવાની મજા આવે છે. તેમની કલ્પના પ્રમાણેનું બાળક તેમને મળ્યું છે.

- **તપોવન પ્રકલ્પની કાઉન્સેલર બહેનો સાથે સહભાગી ૧૦ આશા વર્કર, ૨૫ વિલેજ વર્કર એન ૧૫ આંગણવાડી બહેનોનાં મંતવ્યો**

૧. તપોવન અંગે ગામના લોકો સારો અભિપ્રાય ધરાવે છે. સ્વસ્થ અને તેજસ્વી બાળક પ્રાપ્ત થાય તે માટે તપોવનને ઉપયોગી માને છે. માતા અને બાળકનું સ્વાસ્થ્ય તપોવનને કારણે સારું રહે છે.

૨. ગામડામાં બહેનોને જરૂરી માહિતી મળે. ખોરાક અંગે સમજ મળે તે માટે તપોવન ઉપયોગી છે. દરેક ગામની બહેનોને લાભ મળે તેવી વ્યવસ્થા કરવી જોઈએ.

તપોવન પ્રકલ્પ અંતર્ગત કેટલાક નોંધનીય પરિણામો મળ્યા છે, જેમાંના થોડા કેસ આ મુજબ છે.

- **તપોવનના નોંધનીય પરિણામો**

૧. ટી.એફ.ના સેન્ટર આવતા બહેનને ત્રણ વખત ગર્ભપાત થઈ ગયો હતો. તેઓ ગર્ભધારણ કરી શકતા ન હતા. સેન્ટરમાં તેમને યોગ્ય માર્ગદર્શન એન વિશેષ કાળજી અંગે સમજ આપવામાં આવી. હકારાત્મક અભિગમ કેળવાય તેવી પ્રવૃત્તિ કરાવવામાં આવી. હાલમાં તેમને સ્વસ્થ અને આનંદી બાળક છે.

૨. રૂપાલ સેન્ટરમાં આવતા બેન સ્વયં સૂચનની રીત શીખ્યા એન સતત તેની પ્રેકટિસ કરતા રહયા. હાલમાં તેમને પોતાના સ્વપ્ન મુજબનું સ્વસ્થ બાળક છે.

૩. ટી.એફ.સેન્ટરમાં આવતા એક બેન ગર્ભાવસ્થાથી જ તપોવનનો લાભ લેતા હતા. હાલમાં તેમનું બાળક હંમેશા હસતું રહે છે. જવલ્લે જ રડતું હોય છે.

૪. રૂપાલના લાભાર્થી બહેન બે બાળકોની માતા છે. તેમણે પ્રથમ બાળકમાં તપોવનનો લાભ લીધો ન હતો. પરંતુ બીજા બાળકમાં ગર્ભાવસ્થાથી જ તપોવનમાં આવતા હતા.

તેમના બંને બાળકોના શારીરિક, માનસિક, સ્વાસ્થ્યમાં ભિન્નતા જોવા મળી છે. પ્રથમ બાળકનું વજન ઓછું, ખોરાક ઓછો, સ્વભાવ ચિડીયો અને તે વધુ પડતું એકલું રહે છે. જયારે બીજું બાળક સારુ વજન ધરાવે છે. ખોરાક સારો લે છે. તે આનંદી છે અને સરળતાથી અન્યો સાથે હળેભળે છે.

- **અવલોકનના આધારે તારણો**

૧. તપોવનને કારણે પરિવારનું વાતાવરણ સુમેળભર્યુ જોવા મળ્યું. તંદુરસ્ત, આનંદી બાળક માતાને મળે છે. ઘરના સભ્યોના માનવ સંબંધો સારા જોવા મળ્યા.

૨. તપોવનમાં ટી.વી., ફ્રીઝ, આરો, રસોઈના સાધનો ઉપલબ્ધ છે.

૩. રૂપાલ સેન્ટરમાં બાળકના રમવાના સાધનો નથી. બગીચો નથી. બાગકામ કરાતું નથી. નાસ્તાની વ્યવસ્થા નથી. ક્રાફ્ટ પ્રવૃત્તિ કરાવવામાં આવતી નથી. અન્ય સેન્ટરમાં આ સુવિધાઓ ઉપલબ્ધ છે. તપોવનમાં ધ્યાન, ભજન, ટી.વી. પરના કાર્યક્રમો વગેરે પ્રવૃત્તિ થાય છે. ગર્ભસ્થ બાળક સાથે વાતચીત શીખવવામાં આવતી નથી.

૪. ટી.એફ.ના સેન્ટરોમાં ગરમ નાસ્તો અપાતો નથી. સમ્રાટની ચીકી આપવામાં આવે છે.

૫. કાઉન્સેલરોનો અભિગમ હકારાત્મક જોવા મળ્યો. સરળ ભાષામાં કાઉન્સેલિંગ કરવામાં આવતું હતું. વિશેષ તાલીમની જરૂર જણાય. કાઉન્સેલરમાં કોમ્પ્યુટરનું જ્ઞાન ઓછું જણાયું. વિશેષ વાંચનનો અભાવ જણાયો.

૫.૪ સંશોધનનાં સૂચિતાર્થો

૧. વ્યકિતગત અને જૂથ કાઉન્સેલિંગમાં લાભાર્થીની સંખ્યા વધે તેવા પ્રયાસ હાથ ધરવા જોઈએ.

૨. તપોવનની લાભાર્થી બહેનોની પારિવારીક સ્થિતિ વધુ સુમેળભરી બને તેવા વિષયો પર પરિવારના સભ્યો સાથે ચર્ચા થવી જોઈએ.

૩. લાભાર્થી બહેનોના રસ રુચિ મુજબની પ્રવૃત્તિ તપોવનના દરેક સેન્ટરમાં થાય તેવી વ્યવસ્થા કરવી જોઈએ.

૪. ગામડાની વધુ બહેનો તપોવનમાં આવતી થાય તેવી વ્યવસ્થા ગોઠવવી જોઈએ.

૫. તપોવનના મેનુ મુજબનો પોષક ખોરાક પ્રત્યેક સેન્ટરમાં મળે તેવી વ્યવસ્થા કરવી જોઈએ.

૬. તપોવન પ્રકલ્પમાં રસ ધરાવતા વધુ ડૉક્ટરોની સેવા લેવી જોઈએ.

૭. તપોવન પ્રકલ્પ સાથે જોડાયેલા કાઉન્સેલર, આંગણવાડી બહેનો, વિલેજ વર્કર, યોગશિક્ષક માટે વિશેષ તાલીમની વ્યવસ્થા કરવી જોઈએ.

૮. તાલીમના મોડયુલ તૈયાર કરવા જોઈએ.

૯. તપોવનની પ્રવૃત્તિ સેન્ટર આધારીત ન રાખતા ગામડાઓમાં થાય તેવી વ્યવસ્થા કરવી જોઈએ.

૧૦. તપોવનના સેન્ટર માટે NGO ની સહાય લેવી જોઈએ અને સરકારી અને બિનસરકારી સંસ્થાઓના સંયુક્ત ઉપક્રમે કાર્ય કરવું જોઈએ.

૧૧. તપોવનના કાર્યકર્તાઓની પ્રતિમાસ એક મિટીંગ થવી જોઈએ.

૧૨. તપોવનમાં આવશ્યક પુસ્તકો, સી.ડી., રમકડાંઓ ઉપલબ્ધ કરાવવા જોઈએ.

૧૩. સગર્ભા બહેનોને સેન્ટર પર લઈ આવવાની વ્યવસ્થા કરવી જોઈએ.

૧૪. કાઉન્સેલરને પૂરક ખર્ચ માટેના રૂપિયા તેમજ પગાર યોગ્ય સમયે થાય તેવી વ્યવસ્થા કરવી જોઈએ.

૫.૫ ઉપસંહાર

પ્રસ્તુત પ્રકરણમાં સંશોધકે સંશોધનનો સારાંશ સંશોધનનાં તારણો અને સૂચિતાર્થો દર્શાવવાનો ઉપક્રમ રાખેલ હતો. કોઈપણ સંશોધન આખરી હોતું નથી. સંશોધનો નિયમિત રીતે હાથ ધરવામાં આવતા રહે અને તેના તારણો મુજબ યોગ્ય પરિવર્તનો થતા રહે તે આવશ્યક બાબત છે. આ સંશોધન માટે સંશોધકે સંનિષ્ઠ પ્રયત્ન કર્યો છે જે ચિલ્ડ્રન્સ

યુનિવર્સિટીના અધિકારીઓ માટે પથદર્શક બનશે તો સંશોધકે કરેલા પ્રયત્નો સાર્થક બની રહેશે.

સંદર્ભસૂચિ

૧ દેસાઈ, કે. જી. અને શાહ, આર. પી. (૨૦૦૦). શૈક્ષણિક પરિભાષા અને વિભાવના. અમદાવાદ : યુનિવર્સિટી ગ્રંથ નિર્માણ બોર્ડ, ગુજરાત રાજ્ય પૃ.નં.૨૧૯

૨ દેસાઈ, ધ. મ. (૧૯૯૭). શૈક્ષણિક આયોજન. (દ્વિતીય આવૃત્તિ) અમદાવાદ : યુનિવર્સિટી ગ્રંથનિર્માણ બોર્ડ : ગુજરાત રાજ્ય.

૩ દેસાઈ,ધ.મ. (૧૯૯૭). શૈક્ષણિક આયોજન. (દ્વિતીય આવૃત્તિ) અમદાવાદ : યુનિવર્સિટી ગ્રંથનિર્માણ બોર્ડ : ગુજરાત રાજ્ય.

૪ શાસ્ત્રી, જ. (૧૯૭૮). શાળા પ્રશાસન અને સંગઠન. અમદાવાદ : બી.એસ.શાહ પ્રકાશન, ગુજરાત રાજ્ય.

૫ ભટ્ટી, આર. એમ. અને પંડયા, એમ. બી. (૧૯૭૧). સામાજિક સંશોધન પદ્ધતિઓ, અમદાવાદ : અનડા પ્રકાશ, ગુજરાત રાજ્ય.

૬ દેસાઈ, એચ. જી. અને દેસાઈ, કે. જી.(૧૯૮૯). સંશોધનની પદ્ધતિઓ અને પ્રવિધિઓ. અમદાવાદ : યુનિવર્સિટી ગ્રંથ નિર્માણ બોર્ડ, ગુજરાત રાજ્ય.

૭ શાહ, ડી.બી.(૨૦૦૪). શૈક્ષણિક સંશોધન. અમદાવાદ : યુનિવર્સિટી ગ્રંથ નિર્માણ બોર્ડ, ગુજરાત રાજ્ય.

૮ ઉચાટ, ડી.એ.(૨૦૦૭). સંશોધનની વિશિષ્ટ પદ્ધતિઓ. રાજકોટ : વાસુકી પ્રિન્ટીંગ બોર્ડ, ગુજરાત રાજ્ય.

૯ શાસ્ત્રી જાદવજી નરોપરામ (૨૦૦૩). બા અને બાળક (સાતમી આવૃત્તિ). અમદાવાદ: રન્નાદે પ્રકાશન.

૧૦ પરમાર ઈશ્વર (૨૦૧૦) બાલવંદના. અમદાવાદ : ગૂર્જર ગ્રંથરત્ન કાર્યાલય.

11 Mouly, G. J. (1964). The Science of Educational Research. New Delhi : Eurasia Publishing House.

12 Paze, G. T. and Thomas, J. B. (1978). International Dictionary of Education, New York.

વેબસાઈટ

1. www.arrow.huntercuny.edu
2. www.ncbi.nlm.nih.gov
3. www.repository.cmu.edu

સંશોધનનાં ઉપકરણો

૧. ડોકટર માટેનું સાક્ષ્યપત્રક

૧. તપોવન પ્રકલ્પમાં તમારા જોડાવાના કારણો કયા છે ?

૨. તપોવન પ્રકલ્પનો મુખ્ય હેતુ શું છે ?

૩. તપોવનમાં કઈ કઈ પ્રવૃત્તિઓ થાય છે ? આ પ્રવૃત્તિ પાછળનો હેતુ શો હોય છે ?

૪. તપોવનમાં કાઉન્સેલર અને અન્યો માટે ટ્રેનિંગની શી વ્યવસ્થા છે ?

૫. તપોવનમાં તમને થયેલા અનુભવો જણાવો ?

૬. સગર્ભા બહેનો માટે ખોરાકની શી વ્યવસ્થા છે ?

૭. તપોવનના કારણે સગર્ભા બહેનોના માનસિક સ્વાસ્થ્યમાં શો ફેર જોવા મળે છે ?

૮. તપોવનના કારણે બાળકનું શારીરિક માનસિક સ્વાસ્થ્ય કેવું રહે છે ?

૯. તપોવનમાં શી ઉણપ જણાય છે ?

૧૦. શ્રેષ્ઠ તપોવન બનાવવા અંગે તમારા સૂચનો આપો.

૨. કાઉન્સેલર અંગેનું સાક્ષ્યપત્રક

૧. તપોવનમાં લાભાર્થી બહેનોના શારીરિક સ્વાસ્થ્ય માટે શું કરવામાં આવે છે ?

૨. તપોવનમાં લાભાર્થી બહેનોના માનસિક, સાંવેગિક અને આધ્યાત્મિક વિકાસ માટે કઈ કઈ પ્રવૃત્તિઓ કરાવો છો ?

૩. તપોવનમાં આવતી બહેનોના શારીરિક, માનસિક, સાંવેગિક અને આધ્યાત્મિક સ્વાસ્થ્ય સંદર્ભે શું પરિણામો મળ્યા છે ?

૪. તપોવનને કારણે નવજાત બાળકનું સ્વાસ્થ્ય કેવું રહે છે ? તેમનો વિકાસ કેવો હોય છે?

૫. તપોવનમાં થયેલ વિશિષ્ટ અનુભવ જણાવો.

૬. તપોવન અંગે લાભાર્થી બહેનો શું અનુભવે છે ?

૭.   તપોવનમાં તમને નડતી સમસ્યાઓ કઈ છે ?

૮.   તપોવનમાં નડતી સમસ્યાઓ અંગેના સૂચનો આપો.

૯.   લાભાર્થી બહેનો સાથે કયા મુદ્દાઓ પર કાઉન્સેલિંગ કરો છો ?

૧૦. લાભાર્થી બહેનોના વાંચન માટે શું કરો છો ?

૧૧. અભણ બહેનો માટે વાંચનની શી વ્યવસ્થા કરો છો ?

૧૨. તપોવન પ્રત્યે લાભાર્થી બહેનોના પરિવારનો અભિગમ કેવો રહે છે ?

૩.   લાભાર્થી બહેનો માટેનું સાક્ષ્યપત્રક

૧.   તપોવનમાં આવવા અંગે કોણે જણાવ્યું ?

૨.   તપોવનમાં આવવાથી કેવું લાગે છે ? શા માટે ?

૩.   સગર્ભાવસ્થા દરમ્યાન તપોવનમાં કેટલીવાર આવો છો ?

૪.   તપોવનમાં તમને કઈ કઈ પ્રવૃત્તિઓ કરાવવામાં આવે છે ?

૫.   તપોવનને કારણે તમને શો લાભ થયો છે ?

૬.   તપોવનને કારણે તમારા વિચારોમાં શું પરિવર્તન આવ્યું છે ? તમારા ખોરાકમાં તમે
     શો બદલાવ કર્યો છે ?

૭.   તપોવનને કારણે તમારી દીનચર્યામાં તમે શો ફેરફાર કર્યો છે ?

૮.   તપોવનમાં આવવાથી તમારું શરીર, મન કેવું રહે છે ?

૯.   તમને તમારા બાળકમાં શી અસર જોવા મળે છે ?

૧૦. તપોવનને વધુ સારું બનાવવા અંગે તમારા સૂચનો આપો.

૪.   વિલેજ વર્કર / આંગણવાડી બહેનો / આશા વર્કર અંગેનું સાક્ષ્યપત્રક

૧.   હાલની પરિસ્થિતિમાં તપોવન પ્રકલ્પ જરૂરી લાગે છે ? શા માટે ?

૨.   તપોવન અંગે ગામના લોકો શું માને છે ?

૫.   માર્ગદર્શક માટેનું સાક્ષ્યપત્રક

૧.   'આદર્શ તપોવન' અંગે તમારો ખ્યાલ જણાવો.

૨. શ્રેષ્ઠ તપોવન બનાવવા માટે શું કરવું જરૂરી લાગે છે ?

૬. અવલોકનપત્રક

૧. તપોવનની ભૌતિક સુવિધા

૨. કાઉન્સેલરોની કાર્યપદ્ધતિ

૩. તપોવનમાં થતી પ્રવૃત્તિઓ

૪. તપોવનની ફલશ્રુતિ

.

www.ingramcontent.com/pod-product-compliance
Lightning Source LLC
Chambersburg PA
CBHW040746010626
45792CB00027B/298
* 9 7 8 1 5 2 3 4 5 1 0 6 7 *